a) Einleitung zur ärztlichen Tätigkeit.

Die Tätigkeit des Arztes ist eine ausserordentlich vielseitige. Einmal hat der Arzt den Charakter einer dem Staat zu Diensten verpflichteten Medizinalperson, indem ihm die Feststellung, Anzeige und Prophylaxe gemeingefährlicher und ansteckender Krankheiten in Verbindung mit den Medizinalbehörden obliegt. Ausserdem hat er bei dem Fehlen anderer Verpflichteten dem Standesamt die Anzeige von Geburten zu erstatten. In zweiter Linie übt er eine gewinnbringende Beschäftigung als Berufstätigkeit aus, die ihm durch eine Spezialgesetzgebung bezüglich der ärztlichen Ehrengerichte vom 25. November 1899 und ihre Auslegung die Pflicht auflegt, in Fällen dringender Lebensgefahr seine Hilfe nicht zu verweigern, soweit es ohne erhebliche eigene Gefahr möglich ist. Indessen ist der Arzt berechtigt, nach geleisteter einmaliger Hilfe die weitere Behandlung abzulehnen, muss aber diese Absicht dem Kranken oder der Familie mitteilen.

Mit dem Beginn der ärztlichen Leistung tritt auch ohne besondere Verabredung der Dienstvertrag des BGB. in Kraft, durch welchen der Arzt zur Leistung versprochener Dienste, der Patient oder sein Vertreter zur Erstattung einer gewissen Vergütung verpflichtet ist. In seltenen Fällen kann durch besondere Verabredung ein Werkvertrag (Wiederherstellung von einem Leiden durch Operation usw.) geschlossen werden, durch welchen sich der Arzt zur Herstellung eines Werkes, der Besteller zur Entrichtung einer verabredeten Vergütung verpflichtet.

Diese Verträge entsprechen aber nur dann der Rechtsordnung, wenn beide Parteien geschäftsfähig sind, d. h. wenn der die ärztliche Hilfe verlangende Mensch das einundzwanzigste Lebensjahr zurückgelegt hat und nicht geisteskrank, nicht entmündigt und nicht unter Vormundschaft gestellt ist.

An Stelle der Geschäftsunfähigen muss der gesetzliche Vertreter den Arzt mit der Behandlung beauftragen.

Weiterhin kann der Arzt im Auftrag von Dritten die Behandlung von Kranken übernehmen, welche durch Verträge oder Gesetze an diesen Dritten Ansprüche auf ärztliche Behandlung haben. In diese Kategorie gehören vor allem die Angehörigen der Krankenkassen, die Klienten der Berufsgenossenschaften und der Invalidenversicherungsanstalten, ausserdem ein Teil der in staatlichem Dienst befindlichen Angestellten oder Arbeitnehmer. Das Honorar für diese ärztlichen Leistungen wird entweder auf Grund besonderer Verträge oder auf Grund der Gebührenordnungen für approbierte Ärzte oder für Medizinalbeamte berechnet. Bezüglich der Gebührenordnung ist zu berücksichtigen, dass die niedrigsten Sätze ausser für Unbemittelte und Armenverbände auch in Betracht kommen, wenn die Zahlung aus Staatsfonds, aus einer Knappschafts- oder Arbeiter-Krankenkasse zu leisten ist. Doch lassen besondere Schwierigkeiten der ärztlichen Leistung oder das Mass des Zeitaufwandes einen höheren Satz rechtfertigen.

Auch ohne direkten Auftrag der Verpflichteten kann der Arzt in dringenden Fällen um seine Hilfe für Versicherte ersucht werden, sei es, dass der mit der ärztlichen Dienstleistung Beauftragte augenblicklich nicht zur Verfügung steht, sei es, dass die Hilfe dieses Arztes nicht genügt. Auch in solchen Fällen kann der hinzugezogene Arzt Honorar für seine Leistungen beanspruchen.

Nun gibt es aber eine dritte Art ärztlicher Tätigkeit, bei welcher der Hilfebedürftige nicht in der Lage ist, persönlich einen Arzt in Anspruch zu nehmen, und ein gesetzlicher Vertreter in dem dringenden Fall fehlt. Es handelt sich hier um Fälle von Bewusstlosigkeit, bei welchen der Arzt von einem Beliebigen zur Hilfe gerufen, oder der Patient bewusstlos in das Krankenhaus gebracht wird. Dieser Teil der ärztlichen Tätigkeit fällt unter die Geschäftsführung ohne Auftrag (§ 677 u. f. des BGB.).

In diesen Fällen hat der Arzt zunächst nur nach den Regeln ärztlicher Kunst zu handeln. Die Berechtigung zu diesem Handeln ist vorhanden, wenn die Geschäftsführung unter Abwendung einer dem Patienten drohenden dringenden Gefahr eine nützliche ist und mit dem wirklichen oder mut-

masslichen berechtigten Willen des Patienten sowie mit der Rechtsordnung in Einklang steht.

Auch für diese Tätigkeit kann der Arzt Ersatz der Auslagen sowie auch Zahlung des gebräuchlichen Honorars verlangen.

Zum Schluss sei bezüglich dieser Pflichten zur Hilfeleistung erwähnt, dass der Arzt wie jeder andere Staatsbürger (§ 360 Abs. 10 des StGB.) verpflichtet ist, bei Unglücksfällen oder gemeiner Gefahr oder Not, von der Polizeibehörde oder deren Stellvertreter zur Hilfe aufgefordert, Folge zu leisten, sobald er der Aufforderung ohne erhebliche eigene Gefahr folgen kann.

Dass der Arzt verpflichtet ist, seine Tätigkeit nach den Regeln der ärztlichen Kunst auszuüben, dass er keinen Kranken in hilfloser Lage verlassen (§ 221 des StGB.), dass er mündliche und schriftliche Gutachten und gutachtliche Äusserungen nur auf Grund einer einwandfreien Untersuchung abgeben darf, dass er für vorsätzliche und fahrlässige Schädigungen des Lebens, Körpers oder der Gesundheit schadensersatzpflichtig ist (§ 823 u. f. des BGB.), dass diese Ersatzpflicht bei Mangel einer entsprechenden Vorsicht auch für Hilfspersonen (Assistenten, Wartepersonal) gilt, welche der Arzt zu einer Verrichtung bestellt hat (§ 831 des BGB.), alle diese Punkte seien hier nur kurz berührt.

Weiterhin ist der Arzt verpflichtet, das ärztliche Berufsgeheimnis zu wahren. Diese Pflicht gilt naturgemäss auch gegenüber den nach der Reichsversicherungsordnung Versicherten, bedarf aber einer erklärenden Einschränkung. Die Versicherten nehmen ärztlichen Rat oder ärztliche Beurteilung in Anspruch auf Grund von Krankenkassensatzungen oder im Auftrag von anderen Versicherungsträgern, um sich behandeln oder ihren Gesundheitszustand begutachten zu lassen. Indem die Versicherten unter diesen Voraussetzungen zum Arzt gehen, gehen sie stillschweigend die Bedingungen ein, welche die Versicherungsträger gemäss ihren Statuten oder ihren gesetzlich bestimmten Zwecken beanspruchen dürfen. Der Arzt hat also innerhalb dieser Grenzen die Erlaubnis, den Trägern der Versicherung die ärztlich gemachten Beobachtungen mitzuteilen. Immerhin kann der Fall eintreten, dass der Versicherte von dem Arzt verlangt, dass er eine Mitteilung oder einen Befund als Berufsgeheimnis betrachte. In diesem Fall hat der Arzt zu überlegen, ob diese Mitteilung

oder der Befund für den Versicherungsträger von Bedeutung ist. Ist er es nicht, wie es beispielsweise gelegentlich gefundener Hermaphroditismus sein kann, so kann er eventuell von der Mitteilung dieses Befundes Abstand nehmen. Ist der Befund von Wichtigkeit für den Versicherungsträger, so hat der Arzt nicht das Recht, ihn zu verschweigen. Er muss dieses dem Klienten mitteilen und, falls dieser auf seinem Willen besteht, muss der Arzt dem Versicherungsträger mitteilen, dass er aus gesetzlich wichtigen Gründen nicht in der Lage ist, den erteilten Auftrag auszuführen.

Ähnliche Verhältnisse kommen ja auch gelegentlich bei anderweitiger ärztlicher Tätigkeit vor. Durch die Reichsversicherungsordnung ist nur eine Häufung derartiger Fälle ermöglicht. Die übrigen zuvor skizzierten allgemeinen Pflichten und Rechte des Arztes sind im wesentlichen die gleichen bei Privatpatienten wie bei Versicherten der Reichsversicherungsordnung. Doch bedingt die letztere die Berücksichtigung einer grossen Zahl spezieller Punkte. Mit dieser speziellen ärztlichen Tätigkeit auf den einzelnen in der Reichsversicherungsordnung zusammengefassten Gebieten haben wir uns im Anschluss an die einzelnen Kapitel zu beschäftigen.

b) Einleitung in die Reichsversicherungsordnung.

Die Reichsversicherungsordnung tritt an Stelle der sozialen Gesetze, welche durch die berühmte Botschaft Kaiser Wilhelms I. vom 17. November 1881 angekündigt wurden, und vom 15. Juni 1883 bis zum 30. Juni 1900 durch verschiedene Gesetze mit Abänderungen und Nachträgen für Krankenversicherung, Unfallversicherung, Alters- und Invalidenversicherung eingeführt wurden. Waren die sozialen Gesetze vom hauptsächlichen Gedanken getragen, der Arbeiterbevölkerung Hilfe in Krankheit und Not zu bringen, so zeigt schon der Name Reichsversicherungsordnung, dass der Kreis der Versicherten sich über die ursprünglich gedachten Grenzen erweitert hat.

Die Reichsversicherungsordnung bestimmt als Träger der Versicherung, ebenso wie seither, in erster Linie die Krankenkassen, die Berufsgenossenschaften und die Versiche-

rungsanstalten, in zweiter Linie und in gewissem Umfang für die Krankenversicherung die Ersatzkassen, für die Unfallversicherung vor allem das Reich, die Bundesstaaten, die für leistungsfähig erklärten Gemeinden und Verbände, für die Invaliden- und Hinterbliebenenversicherung die Sonderanstalten.

Allen diesen Organisationen, die man als Versicherungsträger zusammenfasst, ist gemeinsam, dass sie einen Vorstand oder Vertreter haben müssen, dass diese wie seither ihren Posten ehrenamtlich verwalten, dass Frauen in allen Zweigen wählbar sind, und dass die Vertreter sowohl der Arbeitgeber als der Versicherten nach den Grundsätzen der Verhältniswahl gewählt werden. Durch die Erweiterung der Versicherung dürfte auch die Mehrzahl der Ärzte Arbeitgeber im Sinne der RVO. werden, eine Tatsache, auf deren grosse Bedeutung Mugdan kürzlich aufmerksam gemacht hat. Dass den ehrenamtlich tätigen Personen die unbefugte Offenbarung derjenigen Dinge, die sie in ihrer Eigenschaft als Vertreter der Arbeitgeber oder der Versicherten erfahren, bei hoher Strafe verboten ist, sei nur kurz erwähnt.

Die seitherigen grundsätzlichen Träger der Versicherung sind somit geblieben. Doch ist durch eine anderweitige Gestaltung und Neuschaffung von Versicherungsbehörden ein gewisser Zusammenhang erreicht. Neu geschaffen wurden zunächst die Versicherungsämter und durch Umgestaltung aus den Schiedsgerichten für Arbeiterversicherung die Oberversicherungsämter; es bleiben mit einigen Änderungen das Reichsversicherungsamt und die Landesversicherungsämter sowie der Bundesrat und die Bundesbehörden für allgemeine Anordnungen, Entscheidungen sowie als Beschwerdeinstanz. Die erwähnten Ämter haben vor allem die Aufgaben der Rechtsprechung und einen grossen Teil der Verwaltungsaufgaben.

Die Grundlage bildet das Versicherungsamt, welches in der Regel jeder unteren Verwaltungsbehörde angegliedert wird und aus einem Vorsitzenden (mit Stellvertreter) und aus mindestens zwölf Beisitzern besteht. Diese werden je zur Hälfte aus den Arbeitgebern und den Versicherten entnommen und von den Vorständen der Krankenkassen des Bezirks, welche mindestens fünfzig Mitglieder haben, in besonderer Wahl der Arbeitgeber und der Versicherten gewählt. Die Beisitzer sollen mindestens je zur

Hälfte an der Unfallversicherung beteiligt sein. Das Versicherungsamt bildet einen oder mehrere Spruchausschüsse von je einem Arbeitgeber oder Versicherten unter dem Vorsitzenden und einen Beschlussausschuss für die im Beschlussverfahren zu erledigenden Sachen.

Die Versicherungsämter sind:

1. die Aufsichtsinstanz der Krankenversicherung,
2. die Untersuchungsinstanz und Hilfsinstanz der Unfall-, Invaliden- und Hinterbliebenen-Versicherung,
3. Auskunftsbehörde in Sachen der Reichsversicherung.

Organen von Knappschaftsvereinen oder Knappschaftskassen, ferner von Betriebskrankenkassen für Betriebsverwaltungen und Dienstbetriebe sowie von Sonderanstalten des Reichs und der Bundesstaaten können von der obersten Verwaltungsbehörde Aufgaben der Versicherungsämter (ausser Spruchbefugnissen) übertragen werden, wenn sie mindestens zur Hälfte aus Versichertenvertretern bestehen, die aus geheimer Wahl hervorgegangen sind.

Der Vorsitzende des VA. kann in allen Sachen ohne mündliche Verhandlung eine Vorentscheidung treffen. Gegen diese Vorentscheidung kann entweder das Rechtsmittel der Berufung, soweit es zulässig, eingelegt, oder der Antrag auf mündliche Verhandlung gestellt werden. Geschieht dieses nicht, so steht die Vorentscheidung einem Urteil gleich.

Das Oberversicherungsamt, welches in der Regel für den Bezirk einer höheren Verwaltungsbehörde errichtet wird, besteht aus einem Direktor und mindestens einem beamteten Stellvertreter sowie aus mindestens 40 Beisitzern, je zur Hälfte Arbeitgeber und Versicherte. Im Gegensatz zu den Versicherungsämtern werden die ersteren zur Hälfte von den Arbeitgebermitgliedern im Ausschuss der zuständigen Versicherungsanstalt und zur Hälfte von den Vorständen der landwirtschaftlichen und einer Vertrauensberufsgenossenschaft gewählt; die Beisitzer aus den Versicherten werden von den Versichertenvertretern bei den Versicherungsämtern des Oberversicherungsamts nach den Grundsätzen der Verhältniswahl gewählt.

Die Vertrauensberufsgenossenschaft oder eine ihr entsprechende Aufsichtsbehörde werden von den entsprechenden Genossenschaften im Bezirk des Oberversicherungsamts gewählt.

Arzt und R.V.O.

(Der Arzt und die deutsche Reichsversicherungsordnung)

Von

Dr. Th. Rumpf

Geh. Med.-Rat und Professor an der Universität Bonn.

Bonn 1912.

A. Marcus & E. Webers Verlag.

(Dr. jur. Albert Ahn.)

Abkürzungen.

R.V.O.	= Reichsversicherungsordnung.
R.V.A.	= Reichsversicherungsamt.
O.V.A.	= Oberversicherungsamt.
V.A.	= Versicherungsamt.
B.G.B.	= Bürgerliches Gesetzbuch.
St.G.B.	= Strafgesetzbuch.
I. u. H.V.	= Invaliden- und Hinterbliebenenversicherung.

Inhaltsverzeichnis.

Um beides erfolgreich zu können, darf allerdings die Ausbildung der künftigen Ärzte hinter den Fortschritten der Wissenschaft nicht zurückbleiben. Schon die grössere Zahl der Studierenden erheischt eine Erweiterung und bessere Ausgestaltung des Unterrichts. Sodann erfordert die soziale- und Versicherungsmedizin einen eingehenderen Unterricht, als er seither möglich war. Gehört doch die Kenntnis dieser zu dem täglich erforderlichen Rüstzeug des Arztes!

Auch die Ärzte müssen im Bewusstsein ihrer Aufgaben im Staat der Kenntnis der sozialen Gesetze und aller Wohlfahrtsbestrebungen mehr Beachtung schenken, als es bisher vielfach der Fall war. Die neu geschaffene Reichsversicherungsordnung, welche zum Teil schon ins Leben getreten ist, zum Teil in Jahresfrist an Stelle der seither noch geltenden Kranken- und Unfall-Versicherungsgesetze treten dürfte, bringt den Ärzten neue und nicht immer ganz leichte Aufgaben. Der Einführung in dieses Gebiet soll das kleine Buch dienen. Möge es diesen Zweck erfüllen!

Bonn, im Juni 1912. **Th. Rumpf.**

Vorwort.

Seit der ersten Hälfte des vorigen Jahrhunderts haben deutsche Naturforscher und Ärzte sich ganz besonders bemüht, die Ergebnisse der Wissenschaft ihrem Vaterlande nutzbar zu machen. Es sei nur auf die Bestrebungen für ein Reichsseuchengesetz, für Errichtung eines Reichsgesundheitsamts, für Asepsis in Chirurgie und Geburtshilfe, für Säuglingsernährung und Reinheit der Nahrungs- und Genussmittel, für gesunde Wohnungen, Krankenhäuser und Genesungsheime hingewiesen. Unter Hintansetzung des eigenen persönlichen Vorteils haben die Ärzte ihren Idealen Rechnung getragen. So hat z. B. die Jahre lang von Hamburgs Ärzten erstrebte und nach der grossen Choleraepidemie durchgeführte Sanierung der grossen Hansestadt in den Jahren 1893 u. f. das Einkommen vieler Hamburger Ärzte etwa um ein Drittel vermindert. Welcher Berufsstand kann sich rühmen, gegenüber dem Allgemeinwohl so sehr die eigenen Interessen zurückgestellt zu haben?

Trotzdem nehmen die deutschen Ärzte im Staatsleben nicht die Stelle ein, welche ihnen in berechtigter Anerkennung ihrer Verdienste gebührt. Ich will nur daran erinnern, dass der Staat und die Volksvertretung die Bekämpfung der schweren Schäden, welche die Krankenversicherung für die wirtschaftliche Existenz des ärztlichen Standes mit sich brachte, der Selbsthilfe überlassen hat. Aber diese Umstände dürfen uns Ärzte nicht abhalten, auf dem von unserem Beruf vorgeschriebenen Weg fortzufahren, nach Kräften unseren kranken Mitmenschen zu helfen und an der Wohlfahrt des Staates mitzuwirken.

Für die Rechtsprechung bildet das Oberversicherungsamt mehrere Spruchkammern, aus dem Direktor, einem zweiten Mitglied und zwei Beisitzern bestehend.

Besondere Oberversicherungsämter können errichtet werden für:

1. Betriebsverwaltungen und Dienstbetriebe des Reichs, die eigene Betriebskrankenkassen haben,
2. Gruppen von Betrieben, für deren Beschäftigte Sonderanstalten die Invaliden- und Hinterbliebenenversicherung besorgen,
3. Gruppen von Betrieben, die Knappschaftsvereinen oder Knappschaftskassen angehören.

Die Wahl der Beisitzer zu diesen Oberversicherungsämtern erfolgt zur Hälfte durch die Arbeitgebervorstandsmitglieder der betreffenden Kassen, Sonderanstalten, zur Hälfte durch die Versichertenausschussmitglieder der Kassen oder die Knappschaftsältesten.

Das Oberversicherungsamt wählt je für vier Jahre, in der Regel nach Anhören der zuständigen Ärztevertretung, aus seinem Bezirke die Ärzte aus, die es als Sachverständige nach Bedarf zuzieht. In Sachen der Unfall-, Invaliden- und Hinterbliebenenversicherung dürfen keine Ärzte zugezogen werden, die in einem Vertragsverhältnis zu Trägern der Unfall-, Invaliden- oder Hinterbliebenenversicherung stehen, oder von ihnen regelmässig als Gutachter in Anspruch genommen werden.

Das Oberversicherungsamt ist für manche Fälle die letzte Instanz. Deshalb bestimmt das Gesetz, dass dasselbe in Fällen von noch nicht festgestellter Auslegung gesetzlicher Vorschriften oder bei der Absicht einer Abweichung von amtlich veröffentlichten grundsätzlichen Entscheidungen die Sache unter Begründung seiner Auffassung an das Reichsversicherungsamt abzugeben hat.

Die Kosten des Oberversicherungsamts trägt der Bundesstaat, doch haben die Versicherungsträger für jede Spruchsache, an der sie beteiligt sind, einen vom Bundesrat festzusetzenden Betrag zu entrichten.

c) Das Reichsversicherungsamt

in Berlin ist die oberste Spruch-, Beschluss- und Aufsichtsbehörde. Dasselbe besteht aus beamteten ständigen Mitgliedern und 32 nicht ständigen, von welchen der Bundesrat aus seiner Mitte sechs wählt. Je weitere zwölf nicht ständige Mitglieder werden als Vertreter der Arbeitgeber in den Ausschüssen der Versicherungsanstalten und von den Berufsgenossenschaften, als Vertreter der Versicherten von den Versicherungsbeisitzern bei den Oberversicherungsämtern gewählt.

Das Reichsversicherungsamt bildet Spruchsenate aus je sieben Mitgliedern mit je einem Arbeitgeber und einem Versicherten. Ausserdem wird ein grosser Senat aus elf Personen (darunter zwei Arbeitgeber und zwei Versicherte) errichtet, welcher in grundsätzlichen und zweifelhaften Rechtsfragen zu entscheiden hat.

Neben dem Reichsversicherungsamt können ähnlich aufgebaute Landesversicherungsämter bestehen bleiben, soweit zu dem Bereich mindestens vier Oberversicherungsämter gehören. Doch muss ein Landesversicherungsamt, welches von einer amtlich veröffentlichten Entscheidung des RVA. in einer grundsätzlichen Rechtsfrage abweichen will, die Sache an den grossen Senat des RVA. verweisen. Das gleiche gilt auch für die einzelnen Senate des RVA.

Von allgemeinen Bestimmungen ist zunächst von Bedeutung, dass Trunksüchtigen, die nicht entmündigt sind, ganz oder teilweise Sachleistungen gewährt werden können und auf Antrag eines beteiligten Armenverbandes oder der Gemeindebehörde gewährt werden müssen. Mit Zustimmung der Gemeinde können die Sachleistungen auch durch Vermittlung einer Trinkerfürsorgestelle gewährt werden. Der Ausbau dieser Bestimmungen ermöglicht vielleicht eine bessere Bekämpfung der Trunksucht als seither. Bei Trunksüchtigen, die entmündigt sind, ist die Gewährung von Sachleistungen nur mit Zustimmung des Vormunds zulässig.

Eine wichtige, allen Zweigen der Reichsversicherung gemeinsame Leistung ist die ärztliche Behandlung. Diese bedeutet im Sinne der Reichsversicherungsordnung Behandlung durch approbierte Ärzte, bei Zahnkrankheiten auch durch approbierte Zahnärzte. Sie umfasst Hilfeleistungen anderer Personen, wie Bader, Hebammen, Heildiener, Heilgehilfen, Krankenwärter, Masseure u. dgl. sowie Zahntechniker nur dann, wenn der Arzt (Zahnarzt) sie anordnet, oder wenn in dringenden Fällen kein approbierter Arzt (Zahnarzt) zugezogen werden kann.

Allerdings erleidet diese Bestimmung eine Einschränkung, indem die oberste Verwaltungsbehörde bestimmen kann, wieweit auch sonst Hilfspersonen innerhalb der staatlich anerkannten Befugnisse selbständige Hilfe leisten können. Da es sich hierbei um Personen mit staatlich anerkannten Befugnissen handelt, so kann von der Zulassung von Kurpfuschern zur Behandlung der Versicherten keine Rede sein. Doch besagt der später zu besprechende § 370, 1, dass bei Schwierigkeiten in der ärztlichen Versorgung der Krankenkassen durch Bestimmung des Oberversicherungsamts der Krankheitszustand auch anders als durch ärztliche Bescheinigung nachgewiesen werden darf.

Von hervorragender Wichtigkeit ist sodann, dass die öffentlichen Behörden (auch die Gerichte) verpflichtet sind, auf Ersuchen der Organe der Versicherungsträger und Behörden, Zeugen und Sachverständige zu vernehmen, demgemäss auch Ärzte vorladen zu lassen.

Was den für die Versicherung wichtigen Ortslohn betrifft, so wird er vom Oberversicherungsamt für Versicherte unter 16 Jahren, solche von 16—21 Jahren und über 21 Jahre nach Anhörung der Interessenten festgesetzt.

Die Krankenversicherung.

Die Krankenversicherung ist in ihrem Hauptteil eine Zwangsversicherung, welche einem grossen Teil der Bevölkerung mit niedrigem Einkommen, welcher nicht durch Anrechte an das Reich, einen Bundesstaat oder einen Gemeindeverband entsprechende Ansprüche an Krankenkassenleistung, Gehalt, Ruhe- oder Wartegeld besitzt, im Fall der Krankheit Hilfe zu bringen bestimmt ist.

Neben dieser Zwangsversicherung besteht aber eine Versicherungsberechtigung für manche Personen, welche dem Versicherungszwang nicht unterworfen sind, und weiterhin eine Befreiung von der Krankenversicherung für einzelne Gruppen, welche, vielleicht dem Wortlaut, aber nicht dem Sinne des Gesetzes entsprechend, der Zwangsversicherung zugerechnet werden könnten.

Dem Versicherungszwang sind unterworfen:

1. Arbeiter, Gehilfen, Gesellen, Lehrlinge, Dienstboten,
2. Betriebsbeamte, Werkmeister und andere Angestellte in ähnlich gehobener Stellung, sämtlich wenn diese Beschäftigung ihren Hauptberuf bildet,
3. Handlungsgehilfen und -lehrlinge, Gehilfen und Lehrlinge in Apotheken,
4. Bühnen- und Orchestermitglieder ohne Rücksicht auf den Kunstwert der Leistungen,
5. Lehrer und Erzieher,
6. Hausgewerbetreibende,
7. die Schiffsbesatzung deutscher Seefahrzeuge sowie die Besatzung von Fahrzeugen der Binnenschiffahrt (mit entsprechenden gesetzlich bestimmten Ausnahmen).

Doch gilt das Gesetz für die unter 2—5 bezeichneten und die Schiffer nur dann, wenn ihr regelmässiger Jahresarbeitsverdienst zweitausendfünfhundert Mark an Entgelt nicht übersteigt. Lehrlinge aller Art, die ohne Entgelt beschäftigt werden, erhalten bei geringeren Beiträgen geringere Leistungen.

Ausserdem sind die in der Landwirtschaft und ihren Nebenbetrieben Beschäftigten, die unständig und die im Wandergewerbe Beschäftigten versicherungspflichtig; doch gelten für diese und die Dienstboten teilweise Einschränkungen der Versicherung.

Befreit von der Versicherungspflicht sind:

1. Beamte des Reichs, der Bundesstaaten, der Gemeindeverbände, der Gemeinden und der Versicherungsträger, Lehrer und Erzieher an öffentlichen Schulen oder Anstalten, so lange sie lediglich für ihren Beruf ausgebildet werden,
2. Personen des Soldatenstandes, die eine der versiche-

rungspflichtigen Tätigkeiten während der Vorbereitung auf einen nicht versicherungspflichtigen Beruf ausüben,

3. Personen, die während der wissenschaftlichen Ausbildung für ihren zukünftigen Beruf gegen Entgelt unterrichten,
4. Mitglieder geistlicher Genossenschaften, Diakonissen, Schulschwestern und ähnliche Personen, die sich aus religiösen oder sittlichen Beweggründen mit Krankenpflege, Unterricht oder anderen gemeinnützigen Tätigkeiten beschäftigen und als Entgelt nicht mehr als den freien Unterhalt beziehen.

Auf Antrag des Arbeitgebers werden von der Versicherungspflicht befreit:

1. Lehrlinge aller Art, so lange sie im Betrieb ihrer Eltern beschäftigt sind,
2. Personen, die bei Arbeitslosigkeit in Arbeiterkolonien oder ähnlichen Wohltätigkeitsanstalten vorübergehend beschäftigt werden.

Aber auch auf eigenen Antrag kann von der Versicherungspflicht befreit werden, wer auf die Dauer nur zu einem geringen Teil arbeitsfähig ist, so lange der vorläufig unterstützungspflichtige Armenverband einverstanden ist.

Versicherungsberechtigung.

1. Versicherungsfreie gesunde Personen der Arbeiterkreise,
2. Familienangehörige des Arbeitgebers, die ohne eigentliches Arbeitsverhältnis und ohne Entgelt in seinem Betrieb tätig tind,
3. Gewerbetreibende und andere Betriebsunternehmer, die in ihrem Betrieb regelmässig keine oder höchstens zwei Versicherungspflichtige beschäftigen,

können der Versicherung freiwillig beitreten, wenn ihr jährliches Einkommen nicht zweitausendfünfhundert Mark übersteigt. Doch kann die Kasse das Recht zum Beitritt von der Vorlegung eines ärztlichen Gesundheitszeugnisses und mit Genehmigung des Oberversicherungsamts von einer bestimmten Altersgrenze abhängig machen. Die Versicherungsberechtigung erlischt, wenn das regelmässige jährliche Gesamteinkommen viertausend Mark übersteigt.

Die rechtlichen Beziehungen zur Krankenkasse entstehen mit der Zugehörigkeit zu einer Krankenkasse.

Krankenkassen.

Als die deutsche Krankenversicherung geschaffen wurde, fand sie eine Reihe auf Selbstverwaltung beruhender, der Krankenversicherung dienender Verbände vor, so landesrechtliche Kassen und Hilfskassen, unter denen die knappschaftlichen Krankenkassen die bedeutendsten waren, die Innungskrankenkassen für Gesellen und Lehrlinge von Innungsmitgliedern, die Betriebs-(Fabrik-)krankenkassen, welche in grösseren Betrieben von den Unternehmern errichtet, ihre Mitgliederzahl nur auf die Berufsgenossen ausdehnten, sowie die eingeschriebenen Hilfskassen.

Die ältere Krankenkassengesetzgebung versuchte diese Organisationen zu benutzen und auszubauen, indem sie den Bedürfnissen entsprechend Ortskrankenkassen für einzelne oder mehrere Gewerbezweige, Baukrankenkassen und die Gemeindekrankenversicherung hinzufügte. Die Reichsversicherungsordnung hat wieder eine gewisse Vereinfachung eingeführt. Ausser den landesrechtlichen Kassen, welche ihren Mitgliedern durch die Satzung mindestens die Regelleistungen der Ortskrankenkassen gewähren müssen, bestehen nach der Reichsversicherungsordnung:

1. die Ortskrankenkassen,
2. die Landkrankenkassen,
3. die Betriebskrankenkassen und
4. die Innungskrankenkassen.

Die Mitglieder der knappschaftlichen Krankenkassen können diesen Krankenkassen nicht angehören. Die Ortskrankenkassen, welche in der Regel alle Betriebsarten und Gewerbezweige umfassen sollen, sowie die Landkrankenkassen, werden in der Regel innerhalb des Bezirkes eines Versicherungsamts durch Beschluss des Gemeindeverbandes errichtet. Besondere Ortskrankenkassen für besonders bezeichnete Gruppen von Versicherungspflichtigen und Versicherungsberechtigten sind nur bei mindestens zweihundertundfünfzig Mitgliedern, bei Fortfall einer Schädigung der übrigen Orts- und Landkrankenkassen sowie bei gleichen sicheren Leistungen zugelassen, wenn sie nicht über den Bezirk des Versicherungsamts hinausreichen. Es kann aber auch auf die Errichtung einer Landkrankenkasse neben der Ortskrankenkasse und umgekehrt verzichtet werden, ebenso wie die Errichtung mehrerer Orts- oder Landkrankenkassen im Bezirk eines Versicherungsamtes möglich ist.

Versicherungspflichtige, die weder in eine knappschaftliche Krankenkasse, noch in eine besondere Orts-, oder eine Betriebs-, oder eine Innungskasse gehören, sind Mitglieder der allgemeinen Orts- oder Landkrankenkasse ihres Erwerbszweigs und Beschäftigungsorts.

Mitglieder der Landkrankenkasse sind:

1. die in der Landwirtschaft Beschäftigten,
2. die Dienstboten,
3. die im Wandergewerbe Beschäftigten,
4. die Hausgewerbetreibenden und ihre hausgewerblich Beschäftigten.

Die in der Gärtnerei, im Friedhofsbetrieb, in Park- und Gartenpflege beschäftigten sind im allgemeinen Mitglieder der Landkrankenkassen nur dann, wenn sie in Teilen landwirtschaftlicher Betriebe tätig sind. Bezüglich der in der Landwirtschaft Versicherungspflichtigen kann auf Antrag des Arbeitgebers derjenige von der Versicherungspflicht befreit werden, welcher an diesen bei Erkrankung Rechtsansprüche auf Unterstützung hat, die den Leistungen der zuständigen Krankenkasse gleichwertig sind. Das gleiche gilt für Dienstboten. Auch kann die Satzung einer Landkrankenkasse allgemein oder für gewisse Gruppen Versicherter das Krankengeld für die Zeit vom 1. Oktober bis 31. März oder für einen Teil dieser Zeit bis auf ein Viertel des Ortslohnes herabsetzen.

Betriebskrankenkassen können für industrielle Betriebe bei einhundertundfünfzig Versicherungspflichtigen, für landwirtschaftliche oder Binnenschiffahrtsbetriebe bei fünfzig Versicherungspflichtigen errichtet werden. Doch dürfen neue Betriebskrankenkassen nur errichtet werden, wenn sie den Bestand oder die Leistungsfähigkeit der Ortskrankenkassen nicht gefährden und gleichwertige Leistungen aufweisen. Die seitherigen Baukrankenkassen gehen in den Betriebskrankenkassen auf.

Eine Innung kann unter denselben Bedingungen für die ihr angehörigen Mitglieder eine Innungskrankenkasse errichten; doch muss der Gesellenausschuss, die Gemeindebehörde des Orts, an dem die Innung ihren Sitz hat, die Handwerkskammer sowie die Aufsichtsbehörde der Innung gehört werden.

Anträge auf Genehmigung einer Betriebs- oder Innungskrankenkasse sind an das Versicherungsamt zu richten.

Die früheren eingeschriebenen Hilfskassen, deren Mitgliedschaft von der Zwangsversicherung befreite, sind nur unter gewissen Bedingungen noch als Ersatzkassen zugelassen, wenn ihr dauernd mehr als eintausend Mitglieder angehören. Die Mitglieder der Ersatzkasse, welche künftig den Namen „Versicherungsverein auf Gegenseitigkeit" führt, können auf ihren Antrag von den Rechten und Pflichten als Mitglieder der Krankenkasse entbunden werden.

Ausser den erwähnten Kassen haben in der Reichsversicherungsordnung noch die knappschaftlichen Krankenkassen Berücksichtigung gefunden. Die Regelleistungen dieser müssen mindestens die gleichen sein wie bei den Ortskrankenkassen. Die Organisation dieser Kassen weicht von derjenigen der übrigen Krankenkassen etwas ab. Das gleiche gilt von den verschiedenen staatlichen Krankenkassen (Betriebskrankenkassen der Eisenbahn, anderen Kassenverbänden bei öffentlichen Arbeiten). Für die Beziehung zu Ärzten bestehen meist ähnliche Verhältnisse, wie sie später in dem Kapitel Krankenkassen und Ärzte zu besprechen sind.

Mitgliedschaft.

Die Mitgliedschaft Versicherungspflichtiger beginnt mit dem Tage des Eintritts in eine versicherungspflichtige Beschäftigung. Die Mitgliedschaft Versicherungsberechtigter beginnt mit dem Tage ihres Beitritts zur Kasse; doch begründet eine Erkrankung, welche beim Beitritt bereits bestand, keinen Anspruch auf Kassenleistungen, und kann die Kasse Versicherungsberechtigte, die sich zum Eintritt melden, ärztlich untersuchen lassen und ev. zurückweisen.

Scheidet ein Mitglied, das auf Grund der Reichsversicherung, oder bei einer knappschaftlichen Krankenkasse in den vorangegangenen zwölf Monaten mindestens sechsundzwanzig Wochen oder unmittelbar vorher mindestens sechs Wochen versichert war, aus der versicherungspflichtigen Beschäftigung aus, so kann es in seiner oder einer anderen Klasse oder Lohnstufe Mitglied bleiben. Doch muss die Meldung in den ersten drei Wochen nach dem Ausscheiden erfolgen. Wer in der zweiten oder dritten dieser Wochen erkrankt, hat für diese Krankheit nur dann Anspruch auf Kassenleistungen, wenn die Meldung in der ersten Woche gemacht war. Die Mitgliedschaft Versicherungsberechtigter erlischt, wenn sie zweimal nacheinander am Zahltag die Beiträge nicht entrichten und seit dem ersten dieser Tage mindestens vier Wochen vergangen sind.

Erfährt der Vorstand der Kasse glaubhaft, dass das regelmässige jährliche Gesamteinkommen eines versicherungsberechtigten Mitglieds viertausend Mark übersteigt, so hat er diesem Mitglied alsbald mitzuteilen, dass seine Mitgliedschaft erloschen ist. Mit der Zustellung der Mitteilung erlischt die Mitgliedschaft.

Die Satzung der Kasse.

Die Satzung der Kasse muss bestimmen über den Bezirk, Mitgliederkreis, Umfang der Leistungen, Höhe der Beiträge, Rechte und Pflichten des Vorstands, Zusammensetzung und Berufung des Ausschusses sowie über Voranschlag, Jahresabrechnung, Bekanntmachungen usw. Sie bedarf der Genehmigung des Oberversicherungsamtes. Die Geschäfte der Kasse werden von einem Vorstand und Ausschuss besorgt.

Der Ausschuss besteht (entsprechend den später zu besprechenden Beiträgen) zu einem Drittel aus Vertretern der beteiligten Arbeitgeber und zu zwei Dritteln aus Vertretern der Versicherten und zählt höchstens neunzig Vertreter. Die Vertreter werden aus den einzelnen Gruppen nach den Grundsätzen der Verhältniswahl gewählt, wobei Vorschlagslisten eingereicht werden können. Die Vertreter der Arbeitgeber und der Versicherten im Ausschuss wählen getrennt aus ihrer Gruppe die Vorstandsmitglieder, und zwar die Arbeitgeber ein Drittel, die Versicherten zwei Drittel. Bei den Landkrankenkassen wählt die Vertretung des Gemeindeverbandes die Vertreter der Arbeitgeber und der Versicherten je aus deren Mitte.

Die Vorstandsmitglieder der Ortskrankenkasse wählen aus ihrer Mitte den Vorsitzenden des Vorstandes. Doch muss dieser die Mehrheit aus beiden Gruppen (sowohl Arbeitgebern als Versicherten) erhalten. Bei der Landkrankenkasse wählt die Gemeindevertretung den Vorsitzenden und die anderen Mitglieder des Vorstandes, darunter einen oder mehrere Stellvertreter des Vorsitzenden. Bei den Betriebskrankenkassen zählt der Ausschuss höchstens fünfzig Vertreter der Versicherten sowie den

Arbeitgeber oder seinen Vertreter. Der Arbeitgeber oder sein Vertreter führt den Vorsitz und hat die Hälfte der Stimmen, die den Versicherten nach der Satzung zustehen. Haben nach der Satzung die Arbeitgeber und die Versicherten je die Hälfte der Beiträge zu zahlen, so haben sie je die Hälfte der Vertreter im Ausschuss, und diese Vertreter je die Hälfte der Vorstandsmitglieder zu wählen.

Der Ausschuss regelt die Meldung und Überwachung der Kranken sowie ihr Verhalten durch eine Krankenordnung, die der Genehmigung des Oberversicherungsamtes bedarf.

Die Mittel für die Krankenversicherung sind von den Arbeitgebern und den Versicherten aufzubringen. Versicherungspflichtige haben zwei Drittel, ihre Arbeitgeber ein Drittel zu zahlen. Versicherungsberechtigte haben die Beiträge allein zu zahlen. Bei Innungskrankenkassen kann die Satzung bestimmen, dass die Arbeitgeber und die Versicherungspflichtigen je die Hälfte der Beiträge zahlen.

Die Mittel der Kasse dürfen nur zu den satzungsmässigen Zwecken verwendet werden, wozu naturgemäss auch Verwaltungskosten, Ausgaben für Kassenverbände von mehreren zusammengeschlossenen Kassen, sowie Leistungen für allgemeine Zwecke der Krankheitsverhütung gehören.

Die erwähnten Kassenverbände können ähnlich wie die Kassen Verträge schliessen, die Kranken nach einheitlichen Grundsätzen überwachen lassen usw., doch muss jede Kasse eine Rücklage mindestens im Betrage der Jahresausgabe, je nach dem Durchschnitt der letzten drei Jahre, ansammeln und auf dieser Höhe halten.

Da keine Behörde in der Lage ist, die Betriebstätigkeit oder den Aufenthalt des Arbeiters zu überwachen, so ist der Arbeitgeber verpflichtet, jeden in seine Beschäftigung eintretenden Versicherungspflichtigen bei der zuständigen Krankenkasse (innerhalb dreier Tage) anzumelden und den Versicherungsbeitrag bei der Kasse einzuzahlen, von welchem er den auf den Versicherungspflichtigen entfallenden Anteil bei der Lohnzahlung abziehen kann. Der Beitritt Versicherungsberechtigter geschieht durch schriftliche oder mündliche Meldung bei dem Vorstand oder der Meldestelle.

Unständig Beschäftigte (bei denen die Tätigkeit auf

weniger als eine Woche entweder der Natur der Sache nach beschränkt zu sein pflegt, oder im voraus durch den Arbeitsvertrag beschränkt ist) haben sich selbst bei der Ortskrankenkasse oder der Landkrankenkasse anzumelden. Doch kann die Kasse unständig Beschäftigte zur Feststellung der Versicherungspflicht vorladen lassen.

Im Wandergewerbe hat der Arbeitgeber oder sein Vertreter die Anzeige der Beschäftigung zu erstatten. Hausgewerbetreibende sind bei der Landkrankenkasse versichert. Dieselben haben, wenn sie regelmässig zwei hausgewerblich Versicherungspflichtige, abgesehen von den Familienmitgliedern, beschäftigen, sich und alle Beschäftigten anzumelden. Doch haben die Auftraggeber der Hausgewerbetreibenden die Hälfte der Gesamtlast der Kasse zu tragen.

Die Satzung kann die

Höhe der Beiträge

nach den Erwerbszweigen und Berufsarten der Versicherten abstufen und eine höhere Bemessung der Beitragsteile des Arbeitgebers für einzelne Betriebe zulassen, soweit in diesen die Erkrankungsgefahr erheblich höher ist. Kassen mit Familienhilfe können von den Versicherten mit Familienangehörigen einen Zusatzbeitrag erheben, den die Satzung festzusetzen hat.

Billigt die Satzung das Krankengeld nicht allgemein für Sonn- und Feiertage zu, so kann sie die Beträge für solche Mitglieder entsprechend erhöhen, für welche die Sonn- und Feiertage Arbeitstage sind. Doch bedürfen Festsetzungen dieser Art der Zustimmung des Oberversicherungsamts.

Die wöchentlichen Beiträge dürfen bei Errichtung der Kasse nur dann höher als auf viereinhalb vom Hundert des Grundlohns festgesetzt werden, wenn es zur Deckung der Regelleistungen erforderlich ist. Über viereinhalb vom Hundert des Grundlohns kann nur durch übereinstimmenden Beschluss der Arbeitgeber und der Versicherten erhoben werden. Bei einer Ortskrankenkasse kann der Beitrag unter der gleichen Voraussetzung auch über sechs vom Hundert festgesetzt werden. Auch kann der Gemeindeverband zur erforderlichen Beihilfe herangezogen werden.

Die vorstehend geschilderten gesetzlichen Einrichtungen werden die Zahl der an der Krankenversicherung interessierten Personen ganz wesentlich erhöhen. Nach der alten Versicherung betrug

	1885	1900	1905	1909
die durchschnittliche Zahl der Kassen	18 942	23 021	23 214	23 279
„ Mitgliederzahl .	5 398 478	9 520 763	11 689 388	12 519 785
dazu Knappschafts-krankenk. mit . .	638 392	677 822.	719 318	884 513

Da in vielen Fällen auch den Familien freie ärztliche Hilfe gewährt wurde, so hat schon vor Eintreten der Reichsversicherungsordnung nahezu ein Drittel der Bevölkerung Deutschlands der Krankenversicherung angehört.

Im Jahre 1909 zählten die einzelnen Kassen an Mitgliedern:

die Gemeindekrankenversicherung . .	1 625 542
„ Ortskrankenkassen	6 504 585
„ Betriebskrankenkassen	3 159 169
„ Baukrankenkassen	19 188
„ Innungskrankenkassen	283 776
„ eingeschriebenen Hilfskassen . . .	890 519

Mit der Beschränkung der Zahl der Kassen dürfte in der Folge die Bedeutung der Ortskrankenkassen noch mehr steigen.

Gegenstand der Versicherung.

Gegenstand der Versicherung sind Leistungen der Krankenkasse an Krankenhilfe, Wochengeld und Sterbegeld. Die R.V.O. unterscheidet in dieser Hinsicht Regelleistungen, Mehrleistungen und geringere Leistungen.

Als Krankenhilfe wird gewährt:

1. Krankenpflege von Beginn der Krankheit an; sie umfasst ärztliche Behandlung und Versorgung mit Arznei, sowie Brillen, Bruchbänder und andere kleine Heilmittel.

2. Krankengeld in der Höhe des halben Grundlohns für jeden Arbeitstag, wenn die Krankheit den Versicherten arbeitsunfähig macht; das Krankengeld wird vom vierten Krankheitstage an, wenn aber die Arbeitsunfähigkeit erst später eintritt, vom Tage ihres Eintritts an gewährt.

Die Krankenhilfe endet spätestens mit Ablauf der sechsundzwanzigsten Woche nach Beginn der Krankheit; wird jedoch Krankengeld erst von einem späteren Tag an bezogen, nach diesem. Fällt in den Krankengeldbezug eine Zeit, in der nur Krankenpflege gewährt wird, so wird diese Zeit auf die Dauer des Krankengeldbezugs bis zu dreizehn Wochen nicht angerechnet.

An Stelle der Krankenpflege und des Krankengeldes kann die Kasse Kur und Verpflegung in einem Krankenhaus gewähren, bei Familienangehörigen im allgemeinen nur mit Zustimmung des Kranken; bei einem Minderjährigen über sechzehn Jahren genügt dessen Zustimmung. Der Zustimmung bedarf es aber nicht, wenn eine in der Familie nicht durchzuführende Behandlung notwendig ist, wenn die Krankheit ansteckend ist, und wenn der Zustand oder das Verhalten des Kranken es notwendig macht. Dem Berechtigten soll, wenn möglich, eine Auswahl unter verschiedenen Krankenhäusern freistehen.

Wenn die Aufnahme des Kranken in ein Krankenhaus geboten, aber nicht ausführbar ist, so kann die Kasse mit Zustimmung des Versicherten Hilfe und Wartung durch Krankenpfleger, Krankenschwestern oder andere Pfleger gewähren, wofür bis zu einem Viertel des Krankengelds in Abzug gebracht werden kann. Wird Krankenhauspflege einem Versicherten gewährt, der bisher von seinem Arbeitsverdienst Angehörige ganz oder überwiegend unterhalten hat, so ist daneben ein Hausgeld für die Angehörigen im Betrage des halben Krankengeldes zu zahlen.

Eine Ausdehnung der Krankenhilfe (Mehrleistungen) ist durch besondere Bestimmung der Satzung insofern möglich, als die Dauer der Krankenhilfe bis auf ein Jahr erweitert werden, auch für Genesende in ähnlicher Weise und durch Bewilligung von Hilfsmitteln gegen Verkrüppelung gesorgt werden kann. Weiterhin kann das Krankengeld bis auf drei Viertel des Grundlohns, das Hausgeld bis zum Betrage des gesetzlichen Krankengeldes erhöht, das Krankengeld unter gewissen Bedingungen auch vom ersten Krankheitstage an bewilligt werden.

Eine Beschränkung der Leistungen kann bei Fortbestehen der gleichen Krankheitsursache für erneute Arbeitsunfähigkeit in zwei aufeinander folgenden Jahren festgesetzt werden, weiterhin ein Versagen des Krankengelds bei Schädigung der Kasse durch strafbare Handlungen und bei vorsätzlicher schuldhafter Erlangung der Krankheit.

Bei unständig Beschäftigten kann die Satzung bestimmen, dass die Kassenleistungen erst nach einer Wartezeit beginnen und bei Nichtleistung der Beiträge das Krankengeld fortfällt.

Landwirtschaftliche Arbeiter, welche gemäss Jahresvertrags Sachleistungen (Kartoffeln, Gemüse usw.) für diese Zeit im Wert des dreihundertfachen täglichen Krankengeldes empfangen, erhalten auf Antrag des Arbeitgebers im Krankheitsfall kein Krankengeld. Ausserdem kann mit Zustimmung des Oberversicherungsamts durch die Satzung einer Landkrankenkasse für alle Versicherten oder Gruppen dieser das Krankengeld für die Zeit vom 1. Oktober bis 31. März oder für einen Teil dieser Zeit bis auf ein Viertel des Ortslohns herabgesetzt werden. Bei Bezug von Unfall- oder Invalidenrente im Betrage des täglichen Krankengeldes kann die Satzung ausserdem bestimmen, dass das Krankengeld fortfällt. Bei Aufnahme in ein Krankenhaus kann die Satzung festsetzen, dass neben der Krankenhauspflege ein geringeres Hausgeld wie sonst, oder überhaupt kein Hausgeld gewährt wird, und das Sterbegeld höchstens dreissig Mark beträgt.

Unständig Beschäftigte, welche im Laufe der letzten sechsundzwanzig Wochen vor der Erkrankung für mehr als acht Wochen ihren Beitrag nicht bezahlt haben, erhalten nur Krankenpflege. Im Todesfall darf das Sterbegeld dreissig Mark nicht übersteigen.

Bei Anrechten des Versicherten an mehreren Kassen kann die Zwangsversicherung die Leistung soweit kürzen, dass das gesamte Krankengeld den durchschnittlichen täglichen Arbeitslohn nicht übersteigt.

Wochenhilfe wird insofern gewährt, als Wöchnerinnen, welche im letzten Jahr vor der Niederkunft mindestens sechs Monate lang auf Grund der R.V.O. oder einer knappschaftlichen Krankenkasse versichert waren, für die Schwangerschaft und Niederkunft ein Wochengeld in Höhe des Krankengeldes von acht Wochen oder Kur und Verpflegung in einem Wöchnerinnenheim erhalten.

Sterbegeld wird beim Tode eines Versicherten als Zwanzigfaches des Grundlohns gezahlt, auch wenn der Versicherte nach Ablauf der Krankenhilfe binnen eines Jahres an derselben Krankheit starb und bis zum Tode arbeitsunfähig war.

Beim Ausscheiden eines Versicherten wegen Erwerbslosigkeit verbleiben ihm unter gewissen Bedingungen, die schon oben erwähnt sind, Ansprüche an die Kasse.

Zum Schluss sei erwähnt, dass weder durch die vorbehaltliche Annahme der Beitrittserklärung noch durch die fortgesetzte Annahme von Beiträgen seitens der Krankenkassen ein Versicherungsverhältnis begründet ist, wenn die gesetzlichen Voraussetzungen fehlen. Hat aber eine Kasse für eine Person nach richtiger Anmeldung drei Monate ununterbrochen und unbeanstandet die Beiträge angenommen, so muss die Kasse die satzungsmässigen Leistungen gewähren, auch wenn die Person nicht versicherungspflichtig und nicht versicherungsberechtigt war.

Die Meldung bei einer unzuständigen Krankenkasse gibt allerdings Versicherungsberechtigten nicht die gleichen Ansprüche.

Ärzte und Krankenkassen.

Die soziale Gesetzgebung hat durch Ausdehnung der Krankenversicherung die Lebensinteressen der Ärzte einschneidend betroffen. Die Einschaltung der Kassenvorstände zwischen Arzt und Kranken hat vielfach schwere Konflikte hervorgerufen, die noch nicht völlig behoben sind. Durch die Ausdehnung der Reichsversicherungsordnung auf Dienstboten, Kutscher, Chauffeure werden auch die Ärzte Arbeitgeber und können in den Ausschuss und Vorstand der Krankenkassen gewählt werden.

Man kann hoffen, dass die Mitwirkung der Ärzte in der Leitung der Kassenangelegenheiten infolge ihrer besonderen Erfahrung und der stattfindenden Aussprache über die verschiedensten Interessen der Beteiligten eine besonders segensreiche werden wird. Es wäre aber besser gewesen, wenn die Sachkenntnis der Ärzte bei dem Ausbau der sozialen Gesetzgebung von Anfang an herangezogen wäre.

Die Krankenkassen haben die Verpflichtung, ihren erkrankten Mitgliedern Krankenhilfe zu gewähren. Um diese leisten zu können, muss der Vorstand mit Ärzten, Zahnärzten, Apothekern und Krankenhäusern sich einigen.

Nach dem Gesetz sollen die Beziehungen zwischen Krankenkassen und Ärzten durch schriftlichen Vertrag geregelt werden; die Bezahlung anderer Ärzte kann die Kasse, abgesehen von dringenden Fällen, ablehnen. Doch soll die Kasse, soweit sie nicht erheblich mehr belastet wird, ihren Mitgliedern die Auswahl zwischen mindestens zwei Ärzten frei lassen. Weiterhin steht dem Versicherten, falls er die Mehrkosten selbst übernimmt, die Auswahl unter den von der Kasse (ev. für einen andern Bezirk) bestellten Ärzten frei, wobei die Satzung der Kasse bestimmen kann, dass der Behandelte während desselben Versicherungsfalls oder Geschäftsjahrs den Arzt nur mit Zustimmung des Vorstandes wechseln darf.

Die Kasse kann demgemäss, abgesehen von dringenden Fällen, die Bezahlung jedes Arztes ablehnen, mit welchem eine Vereinbarung nicht stattgefunden hat. Dagegen wird sie den Arzneiverordnungen dieses Arztes sowie den Folgen, welche durch die Krankheitsbescheinigung bedingt sind, sich nicht ohne weiteres entziehen können.

Die Verpflichtungen der Kasse beginnen also mit dem Augenblick, in welchem der Versicherte krank wird und die Bescheinigung der Krankheit vorliegt. Diese Bescheinigung kann, abgesehen von besonderen noch zu besprechenden Einschränkungen, nur von einem Arzt ausgestellt werden. In dringenden Fällen kann jeder Arzt diese Bescheinigung ausstellen, in nicht dringenden soll sie von Ärzten ausgestellt werden, welche mit der Krankenkasse einen schriftlichen Vertrag abgeschlossen haben.

Dieses Erfordernis der Krankheitsbescheinigung erheischt zunächst die Beantwortung der Frage, was im Sinne der Reichsversicherungsordnung Krankheit ist.

Der Mediziner versteht nach dem Vorgang von Virchow unter Krankheit eine Abweichung vom normalen Lebensprozess, hervorgerufen durch eine Wechselwirkung äusserer Bedingungen und der inneren regulatorischen Fähigkeit des Körpers. Das Gesetz aber legt den Begriff der Krankheit folgendermassen fest:

Im Sinne des Krankenversicherungsgesetzes ist krank, wer ärztliche Behandlung, Arzneien oder Heilmittel nötig hat und weiter derjenige, dessen Arbeitsfähigkeit aufgehoben oder wesentlich beschränkt ist, gesund, wer keines Arztes, keiner Arzneien und Heilmittel bedarf und unbehindert seiner Arbeit nachgehen kann.

Abnormitäten, Difformitäten und Verkrüppelungen sind von Krankheiten zu trennen. Der Plattfuss oder eine in früher Jugend erworbene Difformität sind keine Krankheiten im Sinne des Gesetzes. Doch können infolge stärkerer Arbeit, oder sonstiger Schädlichkeiten im Betrieb durch Hinzutreten von Entzündungen aus Difformitäten Krankheiten entstehen. Bleichsucht als angeborene Anlage gehört nicht zu den Krankheiten, für welche die Kasse eo ipso aufzukommen hat, wohl aber, wenn sie sich infolge schädlicher Einflüsse in einer versicherten Beschäftigung entwickelt. Nun kann der Kranke nur ärztlichen Rat und Arznei notwendig haben, oder er ist, was häufiger der Fall ist, gleichzeitig erwerbsunfähig.

Erwerbsunfähig im Sinne des Krankenversicherungsgesetzes ist, wer zu derjenigen Arbeit, auf Grund deren er versichert ist, durch Krankheit unfähig ist.

Der Vorgang der Krankmeldung gestaltet sich in der Regel so, dass der Kranke oder ein Angehöriger sich an den Vorstand der Krankenkasse wendet, welcher eine Bescheinigung darüber ausstellt, dass der Kranke ein Anrecht auf die in den Satzungen vorgesehenen Kassenleistungen hat. Mit diesem Ausweis begibt sich der Kranke oder ein Angehöriger zu einem Arzt, welcher bei der Kasse tätig ist, um seine Hilfe in Anspruch zu nehmen. Ausser den Ärzten, mit welchen die Kasse einen schriftlichen Vertrag über die Behandlung der betreffenden Kassenmitglieder geschlossen hat, kann aber das Mitglied auch von einem anderen Arzt sich behandeln lassen, falls es die Mehrkosten trägt. Doch muss dieser von der Kasse bestellt sein, d. h. er muss auf einer besonderen Liste von Ärzten geführt werden, an welche sich der Versicherte unter den angeführten Bedingungen wenden kann. Vielfach werden auf dieser Liste die den Kassen verpflichteten Ärzte anderer Bezirke verzeichnet sein; es ist aber nicht ausgeschlossen, dass auch andere Ärzte unter den besonderen Bedingungen als stellvertretende Kassenärzte benannt werden.

Der Arzt hat den Kranken zu untersuchen und seine Verordnungen zu treffen. Ist der Kranke nicht erwerbsunfähig, so erhält er freie ärztliche Behandlung und Arznei, ev. auch andere Heilmittel, welche zur Herstellung oder Erhaltung seiner Gesundheit erforderlich sind. Eine Beschränkung in der Arzneiverordnung ist gesetzlich nicht vorhanden; da aber das Gesetz bestimmt, dass die Apotheken den Krankenkassen für die Arzneien einen Abschlag von dem Preis der Arzneitaxe gewähren, und da die Mittel der Kasse beschränkte sind, so empfiehlt es sich für die Ärzte, die Arzneimittel in wirksamer Form und ohne Luxus-Zubereitung zu verordnen. Ist eine solche aber als Geschmacks-Korrigens notwendig, um das Einnehmen der Arznei zu ermöglichen (besonders bei Kindern und Frauen), so muss die Krankenkasse auch diese Kosten tragen. Im allgemeinen empfiehlt sich als Grundsatz für den Arzt, wie Carl Wiebel betont, die therapeutischen Massnahmen in denselben Grenzen anzuwenden, welche der Arzt bei einem Privatpatienten gleicher Vermögenslage sich auferlegen würde.

Selbstverständlich müssen die verordneten Mittel Heilmittel sein. So können Leibbinden bei Unterleibsleiden, orthopädische Schuhe bei entzündlichem Plattfuss oder Fussverstauchung, Gummistrümpfe, Stützgerüste, Zahnersatzteile Heilmittel sein. Das gleiche gilt von Bädern, Irrigatoren, Inhalationsapparaten, Nasenduschen. Warzen, Krampfadern, Brüche, welche sich in der Tätigkeit stärker bemerkbar machen, können zur Erzielung grösserer Leistungsfähigkeit auf Kosten der Krankenkassen operiert werden. Krankheitsfolgen zählen als Krankheit; dagegen sind regelmässige natürliche Vorgänge, wie normal verlaufende Schwangerschaft, Entbindung sowie Altersschwäche keine Krankheit.

Mit Zustimmung des Oberversicherungsamts kann die Satzung der Kasse für kleinere Heilmittel einen Höchstbetrag festsetzen, und bis zu dieser Höhe einen Zuschuss für grössere Heilmittel gewähren. Als Höchstgrenze wird der Betrag von 25 Mark angenommen.

Schwierig ist häufig die Abgrenzung der Heilmittel gegenüber Lebens- und Genussmitteln. Die Reichsversicherungsordnung gestattet der Krankenkasse, durch die Satzung die Bewilligung von Krankenkost zu gewähren. Viele Krankenkassen haben seither schon die Bewilligung von Milch, Wein, Kognak, die häufig nur als Kräftigungsmittel gegeben werden, durch die Satzung davon abhängig gemacht, dass der Vorstand in dem einzelnen Fall seine Genehmigung erteilt. Für die raschere Wiederherstellung der Arbeitsfähigkeit ist naturgemäss eine bessere Ernährung häufig ein wichtiger Faktor. Desshalb können Aleuronatbrot, Haematogen, Hygiama gelegentlich den Heilmitteln zugerechnet werden. Zur ärztlichen Verordnung gehören auch, abgesehen von dringenden Fällen, die Anordnungen über Hilfeleistungen der verschiedenen Heildiener, Hebammen, Masseure und auch Zahntechniker. Die oberste Verwaltungsbehörde kann aber auch bestimmen, wie weit die genannten Hilfspersonen innerhalb ihrer Befugnisse selbständige Hilfe leisten können.

Die ärztlichen Besuche bei Mitgliedern der Krankenkassen sind naturgemäss auf das notwendige Mass zu beschränken. Kranke, welche in die Sprechstunde des Arztes gehen können, sollen dazu angehalten werden. Ärztliche Leistungen, welche höhere Kosten verursachen (Röntgendurchleuchtung, mikroskopische Untersuchungen), sind im Bedarfsfall, soweit sie notwendig, von der Kasse zu tragen, ebenso spezialärztliche Untersuchung und Behandlung. In der Regel enthalten die Krankenkassensatzungen hierüber Bestimmungen.

Konstatiert der Arzt bei seinem Patienten Erwerbsunfähigkeit, so hat er diese zu bescheinigen, damit der Kranke durch diesen Nachweis in den Besitz des ihm zustehenden Krankengeldes gelangen kann. Da das Krankengeld in der Regel am Ende der Woche erhoben wird, so hat der Arzt von Krankenkassenpatienten meist am letzten Tage jeder Woche eine Bescheinigung darüber auszustellen, ob der Kranke noch erwerbsunfähig ist. Ist eine Krankenhausbehandlung erforderlich, so hat der Arzt die Notwendigkeit dieser zu bescheinigen. Doch muss der Vorstand der Kasse seine Genehmigung erteilen, da die Kasse zwar berechtigt, aber nicht verpflichtet ist, Krankenhauspflege an Stelle der Krankenhilfe treten zu lassen. Die Genehmigung des Vorstands schliesst die Verpflichtung zur Tragung der Krankenhauskosten ein. In dem Fall der Krankenhauspflege des Berechtigten hat der Krankenhausarzt die Bescheinigung über Erwerbsunfähigkeit auszustellen.

Die Krankenkasse kann allerdings durch Satzung die Krankenhausbehandlung in bestimmten Krankenhäusern festsetzen; doch dürfen Krankenhäuser, die lediglich zu wohltätigen oder gemeinnützigen Zwecken bestimmt, oder von öffentlichen Verbänden oder Körperschaften errichtet, und die bereit sind, die Krankenhauspflege zu denselben Sätzen wie die anderen zu leisten, nur mit Zustimmung des Oberversicherungsamtes ausgeschlossen werden.

Verlässt ein Kassenkranker das Krankenhaus unbefugt, oder wird er wegen ungebührlichen Betragens aus der Anstalt entfernt, so verwirkt er den Unterstützungsanspruch. Doch braucht der Kranke sich Eingriffe in die Unversehrtheit des Körpers (Operationen) nicht gefallen zu lassen. Die Kassenkranken werden im allgemeinen in den Krankenhäusern mit den Kranken der Armenverwaltung gleichgestellt und ohne Forderung eines ärztlichen Honorars im Krankenhause behandelt. Dass das nicht ganz richtig ist, wird von den Ärzten häufig mit Recht hervorgehoben.

Wenn aber Krankenhauspflege zwar geboten, aber nicht ausführbar ist, so kann die Kasse mit Zustimmung des Versicherten Hilfe und Wartung durch Krankenpfleger, Krankenschwestern, oder andere Pfleger gewähren. Es ist Sache des Arztes die Verhältnisse zu prüfen und das entsprechende zu beantragen. Wird einem Versicherten Krankenhauspflege bewilligt, so erhalten die von dem Arbeitsverdienst Unterhaltenen oder Unterstützten ein Hausgeld im Betrage des halben Krankengeldes.

Die Erwerbsunfähigkeit bezieht sich wie oben schon erwähnt auf die Arbeit, auf Grund deren das Kassenmitglied versichert ist, nicht auf etwaige leichtere Arbeiten oder eine andere Tätigkeit. Die Kasse hat aber ein berechtigtes Interesse, dass alles geschieht, was eine baldige Genesung herbeiführt. Der Arzt tut deshalb gut, wie es auch vielfach die Kassenverträge bestimmen, dem kranken Kassenmitglied möglichst genaue Vorschriften über sein Leben, seine Diät und über etwaige Spaziergänge zu machen, letzteres auch, damit er den Kontrolleuren der Krankenkasse gegenüber sich ausweisen kann.

Streitigkeiten zwischen Krankenkassen und Ärzten.

Es ist naturgemäss nicht wunderbar, dass die Wünsche der Kassenmitglieder und des Kassenvorstandes vielfach auseinandergehen. Die Kassenmitglieder sind sowohl bezüglich der ärztlichen Hilfe, als der Verordnungen von Arznei und anderen Heilmitteln häufig recht anspruchsvoll, während der Kassenvorstand mit Rücksicht auf die gesetzlich beschränkten Mittel seine Ausgaben möglichst beschränken möchte. Der Arzt soll zwischen den Wünschen der Kranken und denjenigen des Vorstandes einen den Gesetzen Rechnung tragenden Ausweg suchen, was nicht immer ganz leicht ist. Diese Schwierigkeit erhöht die an und für sich nicht leichte ärztliche Tätigkeit und ist geeignet, mancherlei Konflikte hervorzurufen. Dass die Ärzte für diese aufreibende und schwierige Tätigkeit ein ihrem Bildungsgang einigermassen entsprechendes Entgelt erstrebten, ist gewiss natürlich.

Zweifellos ist durch die Krankenversicherung den deutschen Ärzten ein reiches Arbeitsfeld entstanden. Während die Bevölkerung Deutschlands seit dem Jahre 1867 bis 1. XII. 1912 von 40 Millionen auf 64 Millionen gestiegen ist, hat sich die Zahl der Ärzte in diesem Zeitraum mehr als verdoppelt (von 13 828 auf etwa 32 000). Die Arbeitsvermehrung durch die Krankenversicherung fiel zunächst nur einer kleinen Zahl von Ärzten zu, welche einzeln oder in kleiner Zahl meist von den Kassen angestellt gegen ein Fixum oder gegen einen Pauschalbetrag für den Kopf des Kassenmitglieds tätig waren. Während diesen Kassenärzten eine häufig übermässige und kaum zu leistende Tätigkeit zufiel, fanden jüngere Ärzte überhaupt keine lohnende Tätigkeit. So kam es zu erniedrigenden Bewerbungen um Kassenarztstellen mit Honorarunterbietung und schweren Missständen im ärztlichen Stande. Dazu kam die Unzufriedenheit vieler Krankenkassenmitglieder, welche ihre Interessen nicht genügend berücksichtigt glaubten. Auch die Krankenhäuser klagten über Abschiebung von Kranken in die Krankenhäuser seitens der übermässig beschäftigten Kassenärzte. Manche Kassenvorstände benutzten ausserdem die Abhängigkeit der Ärzte, um ihnen ohne Erhöhung des Honorars möglichst viel Verpflichtungen aufzuerlegen.

Diesen Übelständen wurde erst dadurch entgegengetreten, dass die deutschen Ärzte im Jahre 1900 unter Führung von Dr. Hartmann, Leipzig, sich zur Wahrung ihrer wirtschaftlichen Interessen im Leipziger Verband zusammenschlossen, und infolgedessen Mittel zur Bekämpfung der Missstände und zur Hebung der ärztlichen Verhältnisse zur Verfügung standen. Der Leipziger Verband trat 1903 als eine besondere Abteilung in die Organisation des Deutschen Ärztevereinsbundes über, welcher bis dahin mehr durch erfolglose Petitionen an die gesetzgebenden Körperschaften als durch Selbsthilfe nach den gleichen Zielen gestrebt hatte. Mit grösserer Kraft konnten nunmehr die gemeinschaftlichen Bestrebungen auf dem Gebiet der Versicherungsmedizin aufgenommen werden.

Das erste Bestreben war, die seither meist unwürdige Honorierung und Stellung der Ärzte zu bessern. Sodann wurde an Stelle des seitherigen Kassenarztsystems die Einführung der freien Arztwahl erstrebt. An Stelle des einen vertragschliessenden Arztes soll eine Vertrags-Kommission von Ärzten treten, an welche alle Meldungen zu kassenärztlicher Tätigkeit zu richten sind, während der einzelne Arzt weder persönlich noch durch Mittelspersonen bei dem Vorstande der Krankenkasse sich melden oder Verträge abschliessen darf.

Dafür soll

1. jeder in Deutschland approbierte Arzt zur Kassenpraxis bei jeder Krankenkasse, in deren Geschäftsgebiet er wohnt, zugelassen werden, sofern er sich vorher zur Beobachtung der Vereinbarungen zwischen dem Vorstand der Kasse und einer dazu befugten ärztlichen Vertretung (Vertragskommission, Ärzteausschuss) verpflichtet hat;

2. jedem Kassenmitglied, das ärztliche Hilfe notwendig hat, die Wahl unter diesen Ärzten freistehen;

3. zur Schlichtung von Streitigkeiten zwischen dem Kassenvorstande und den Ärzten sollen paritätische Einigungskommissionen und Schiedsgerichte mit unparteiischem Vorsitzenden eingerichtet werden.

Von seiten der Krankenkassen wurde diesen Bestrebungen gegenüber hervorgehoben, dass der Krankenkasse die Wahl des ihr genehmen Arztes freistehen müsse, zumal nach ihrer Ansicht nicht alle Ärzte über die für die Kassenpraxis notwendigen Kenntnisse, insbesondere der Berufskrankheiten, verfügen, dass die Ärzte in Abhängigkeit von den Kassenmitgliedern diesen in bezug auf Besuche, Arzneien und Stärkungsmittel zu grosses Entgegenkommen zeigten, dass die Inanspruchnahme der Spezialärzte gewaltig zunehmen, und durch alle diese Momente die Ausgaben der Krankenkassen ins ungemessene steigen würden. Während der fest angestellte Kassenarzt ein Interesse daran habe, seine Patienten baldigst genesen zu entlassen, habe bei der freien Arztwahl, besonders solcher mit Bezahlung der Einzelleistungen, der Arzt kein besonderes Interesse, den Kranken rasch aus der Behandlung zu entlassen. Ein wichtiger, in den Ausführungen der Kassenvorstände aber nicht erwähnter, Punkt war der Wunsch, die ärztlichen Leistungen weit unter der Minimaltaxe zu erhalten und die Ärzte mit anderen Arbeitnehmern auf eine Stufe zu stellen.

Aus diesen Gegensätzen haben sich naturgemäss verschiedene Kämpfe zwischen Kassenvorständen und Ärzten entwickelt, die in der grösseren Zahl von Fällen zugunsten der Ärzte ausfielen, nachdem die vorangegangenen und auch vor kurzem noch in Remscheid und an anderen Orten vorgekommenen Übergriffe der Kassenvorstände (wie das Reichsgericht noch kürzlich entschieden hat) zu einem festen Zusammenschluss der Ärzte geführt hatten.

Es kann auch keinem Zweifel unterliegen, dass die vielfach erhobenen Bedenken gegen die freie Arztwahl unter Einführung gewisser Vorsichtsmassregeln nicht völlig berechtigt waren. Der Ärztestand hat durch eine über viele Dezennien sich erstreckende grosse Tätigkeit auf dem Gebiete des öffentlichen Gesundheitswesens die Interessen der Allgemeinheit gegenüber persönlichen Vorteilen vertreten und keineswegs nur Standesinteressen verfochten. Die sorgfältige Prüfung der Statistik bei verschiedenen Kassen (ich verweise vor allem auf den gewiss nicht zugunsten der Ärzte parteiischen Rendanten Müller der Allg. Orts-Krankenkasse zu Magdeburg), hat denn auch ergeben, dass das System der freien Arztwahl keineswegs als die wesentliche Ursache der höheren Ausgaben der Krankenkassen betrachtet werden kann. Die Kosten für ärztliche Behandlung und Heilmittel zeigen zum Teil eine fortgesetzt fallende Tendenz, während andere Ausgaben wesentlich gestiegen sind. Bei anderen Kassen sind durch Beschlüsse des Vorstands und der Generalversammlung die Mehrleistungen (Erhöhung des Krankengelds, Ausdehnung der Krankenpflege, Errichtung von Genesungsheimen, Zahnpflege) ganz beträchtlich erhöht worden, während die ärztlichen Honorare nur eine geringe Erhöhung aufweisen.

Bei der Prüfung vieler Krankenkassenstatistiken lässt sich ausserdem konstatieren, dass bei einem Zusammenarbeiten des Krankenkassenvorstands und der Ärzte die vielen in Zeitungen und alarmierenden Veröffentlichungen aufgestellten Behauptungen von dem drohenden Ruin der Krankenkassen durch die Bestrebungen der

Ärzte falsch sind. Dass die ärztliche Tätigkeit anders honoriert werden musste als in den 80er Jahren, konnte für den Einsichtigen keinem Zweifel unterliegen. Arbeiten aber Ärzte und Kassenvorstände in dem gleichen Sinne, dem Kranken ihre sozialgesetzlich verbürgten Rechte zu verschaffen und gleichzeitig unnötige Schädigung der Kasse zu vermeiden, so lässt sich ein befriedigendes Ergebnis erzielen. Allerdings sind dabei von beiden Seiten Zugeständnisse notwendig, wovon ich nur von seiten der Kasse anführen will, dass ein Mitglied nicht unbegründet mehrmals im Jahr den Arzt wechseln darf, dass entsprechende Kontrollen von seiten der Kassen eingeführt werden usw., von seiten der Ärzte, dass ein Kassenarzt, welcher fortgesetzt die Interessen der Kasse und seiner Kollegen schädigt, aus der kassenärztlichen Tätigkeit entfernt werden kann. Weiterhin ist für Streitfälle die Einrichtung einer paritätischen Einigungskommission unter einem unparteiischen Vorsitzenden dringendes Erfordernis.

Die Bestrebungen des Deutschen Ärztevereinsbundes, die freie Arztwahl bei den Krankenkassen gesetzlich eingeführt zu sehen, haben in der Reichsversicherungsordnung keine Erfüllung gefunden. Diese scheint auch in manchen ländlichen Bezirken wegen der hohen Fuhrkosten, welche zu der ärztlichen Tätigkeit hinzukommen und durch die gleichzeitige Tätigkeit mehrerer Kassenärzte sehr hoch werden können, kaum durchführbar. Es mag auch andere Verhältnisse geben, in welchen die Einführung der freien Arztwahl grossen Bedenken begegnet. Wenn aber die Kassenvorstände in derartigen Fällen sich entschliessen, mit den Ärzten des Bezirks die in Betracht kommenden Punkte zu beraten, so wird sich in den meisten Fällen ein Weg finden, um ein friedliches und erfolgreiches Zusammenarbeiten zu ermöglichen.

Die Gesetzgebung hat die Regelung des kassenärztlichen Dienstes besonderen schriftlichen Verträgen überlassen. Falls aber eine Kasse keinen Vertrag zu angemessenen Bedingungen mit einer ausreichenden Zahl von Ärzten schliessen kann, oder diese einen Vertrag nicht einhalten, und dadurch die ärztliche Versorgung der Kassenmitglieder ernstlich gefährdet ist, kann die Krankenkasse mit Genehmigung des Oberversicherungsamtes statt der Krankenpflege oder der sonst erforderlichen ärztlichen

Behandlung eine bare Leistung bis zu zwei Drittel des Durchschnittsbetrags ihres gesetzlichen Krankengeldes gewähren.

Das Oberversicherungsamt (Beschlusskammer) kann zugleich bestimmen:

1. wie der Zustand dessen, der die Leistungen erhalten soll, anders als durch ärztliche Bescheinigung nachgewiesen werden darf,

2. dass die Kasse ihre Leistungen so lange einstellen oder zurückhalten darf, bis ein ausreichender Nachweis erbracht ist,

3. dass die Leistungspflicht der Kasse erlischt, wenn binnen einem Jahre nach Fälligkeit des Anspruchs kein ausreichender Nachweis erbracht ist,

4. dass die Kasse diejenigen, denen sie ärztliche Behandlung zu gewähren hat, in ein Krankenhaus verweisen darf, auch wenn eine gesetzliche Begründung hierfür fehlt.

Die Folgen dieser Bestimmungen lassen sich noch nicht übersehen. Mugdan glaubt allerdings, dass keine Krankenkasse es aushält, auch nur 14 Tage ohne Kassenärzte zu sein. Ich habe bei einer Betriebskrankenkasse, die über zunehmende Ausgaben klagte, den Versuch ohne Kassenärzte zu sein, etwa ein Jahr lang beobachtet. Die Kasse glaubte bei den Mindestsätzen der Gebührenordnung durch Druck auf die Mitglieder, ärztliche Hilfe möglichst selten in Anspruch zu nehmen, sich besser zu stehen. Während des ersten halben Jahres gelang es, ein gutes Resultat für die Kasse zu erzielen; als aber nur eine kleine Grippeepidemie ausbrach, stand sich die Kasse viel schlechter als in den Jahren zuvor und trat schleunigst dem schon vor Jahresfrist angebotenen Vertrag bei. Bei grossen Ortskrankenkassen wird die Durchführung der Kassenaufgaben ohne Ärzte sicher auf die grössten Schwierigkeiten stossen. So einfach, wie viele sich die Beurteilung eines Krankheitszustandes denken, ist dieselbe doch nicht. Auch die Krankenhäuser werden als Ersatz zum Teil sicher versagen. Man kann den Ärzten der Krankenhäuser unmöglich zumuten, eine wesentlich kassenärztliche Tätigkeit nebenbei und im Kampf gegen die Ärzte zu übernehmen.

Dass der Mangel eines Kassenvertrags mit seinen Folgen auch für die Ärzte unerfreulich ist, kann nicht bezweifelt werden. Sie dürfen die Hilfe in dringenden Fällen nicht versagen, müssen aber das Honorar von den Kranken beanspruchen, die ein erhöhtes

Krankengeld erhalten. Die Einziehung des ärztlichen Honorars von Mitgliedern der Krankenkassen wird aber um so grössere Schwierigkeiten machen, je weniger der Arzt gewohnt ist, von solchen Kranken die sofortige Bezahlung zu verlangen. Bei der Berechnung der Minimaltaxe würden die Kassenmitglieder auch wesentlich höhere Beträge für ärztliche Leistungen zu zahlen haben, als sie bei den für die Kassen noch recht günstigen Krankenkassenverträgen zahlen. Alle diese Umstände würden sicher eine grosse Unzufriedenheit im Gefolge haben. Nun hat allerdings die Verwaltungsbehörde einen Ausweg.

Genügen bei einer Krankenkasse die ärztliche Behandlung oder Krankenhauspflege nicht den berechtigten Anforderungen der Erkrankten, so kann das Oberversicherungsamt nach Anhören der Kasse jederzeit anordnen, dass diese Leistungen noch durch andere Ärzte und Krankenhäuser zu gewähren sind.

Das ist schon in manchen Fällen geschehen und hat die berechtigten Bestrebungen der Ärzte und der Kranken zum Sieg geführt. Vielfach war der pekuniäre Erfolg für die Ärzte nicht gross, da die in der Kampfzeit fest angestellten Ärzte nicht einfach gehaltlos entlassen werden konnten. Nach der Reichsversicherungsordnung ist mit derartigen Schwierigkeiten weniger zu rechnen.

Die kassenärztliche Tätigkeit und ihre Honorierung.

Nach der Gebührenordnung für Ärzte hat der bei Kassenkranken tätige Arzt für seine Bemühungen die Minimaltaxe für die Einzelleistung zu beanspruchen. Diese Minimaltaxe ist schon recht gering, aber *höher als der durchschnittliche Betrag*, den die *Krankenkassen* seither für ärztliche Behandlung ausgegeben haben.

Nach der seitherigen Entwicklung und auf Grund der Reichsversicherungsordnung werden in Deutschland die nachfolgenden Systeme der kassenärztlichen Tätigkeit bestehen, wobei die Anstellung und Entlassung auf Grund des vom Gesetz vorgeschriebenen Vertrags erfolgt. Zunächst

1. dasjenige des *fixierten Kassenarztes*, der gegen eine bestimmte Summe die Behandlung einer unbegrenzten Zahl von Kassenmitgliedern übernimmt. Diese Stellungen haben von Jahr zu Jahr an Zahl abgenommen. Als kombiniertes System besteht

diese Stellung im Herzogtum Nassau, wo die Kassenärzte ein geringes Fixum erhalten und daneben für jede ärztliche Leistung allerdings sehr gering honoriert werden;

2. dasjenige des angestellten Kassenarztes mit Honorierung der Leistung nach der Kopfzahl der Kassenmitglieder. Dieses System ist vielfach bei staatlichen Kassen eingeführt, hat aber gelegentlich auch schon Konflikte zwischen den Behörden und Ärzten im Gefolge gehabt. Trotz Widerspruchs der deutschen Ärzte haben in jüngster Zeit 95 Ärzte der Pfalz einen entsprechenden Vertrag als Bahnärzte angenommen, laut welchem für das Kassenmitglied vier Mark und für die Familie zwölf Mark für das Jahr bezahlt werden;

3. dasjenige der freien Arztwahl, die allerdings nur eine bedingte ist, da sie sich nur auf die Ärzte erstreckt, welche sich der Kasse durch die Vertragskommission und auf Grund bestimmter Vereinbarungen zur Verfügung gestellt haben. In diesem System stehen zwei verschiedene Berechnungsarten der ärztlichen Honorierung einander gegenüber:

a) dasjenige der Berechnung der Einzelleistungen;

b) dasjenige der Honorierung des einzelnen Arztes nach der Kopfzahl seiner Kranken, wobei allerdings manche grösseren Einzelleistungen, wie Geburten, Operationen, Besuche bei grösseren Entfernungen, besonders vergütet werden.

Die Honorierung der Ärzte mit Berechnung der Einzelleistung auf Grund eines Vertrags mit organisierter freier Arztwahl setzt, wie Carl Wiebel richtig ausführt, eine gewisse Selbsterziehung beider Vertragsschliessenden voraus. Es muss verlangt werden, dass die Ärzte die Bestimmungen des Vertrags nach bestem Wissen und Gewissen erfüllen, dass sie ihre ärztliche Tätigkeit auf das wirklich Notwendige beschränken, oder nur diese in Rechnung setzen, dass sie alles tun die Genesung zu fördern und auf jeden überflüssigen Luxus in den Verordnungen verzichten, dass sie ordnungsgemäss vierteljährlich ihre Rechnungen an die Krankenkassen-Kommission einreichen und mit den Anordnungen dieser einverstanden sind.

Im allgemeinen werden Beratungen im Hause des Arztes und Besuche getrennt berechnet; ausserdem werden für besondere Verrichtungen und Leistungen (Geburten, Nachtbesuche, Besuche auf weitere Entfernungen) Zuschläge oder die Sätze der staatlichen Minimaltaxe in Anwendung gebracht. Allerdings werden die Rechnungen der Ärzte nicht in voller Höhe beglichen, sondern nach den der Kasse zur Verfügung stehenden Mitteln. Die Düsseldorfer Krankenkassen zahlen zurzeit ein Pauschale von 4.50 M. pro Jahr und Kassenmitglied und 9.00 M. für Behandlung der Familie mit gewissen geringen Modifikationen bei höheren oder geringeren Leistungen. Die Bonner Ortskrankenkasse zahlt pro Kopf und Jahr 5.00 M. und für Behandlung der Angehörigen des betreffenden Mitgliedes 13.00 M. im Jahr. Die Behandlung der von auswärtigen Kassen überwiesenen Kranken wird besonders honoriert, ebenso die ärztliche Untersuchung der freiwilligen Mitglieder vor Eintritt in die Kasse. Der Kassenvorstand erhält jede Bescheinigung und Auskunft ohne Entgelt; dagegen werden für Ausfüllung eines Fragebogens betreffs Aufnahme eines Kranken in die Provinzial-Irrenheilanstalt 5 M. berechnet. Die von den Kassen gezahlten Beträge sind in der Regel wesentlich geringer als die Rechnungen, welche die Ärzte für ihre Leistungen an die Vertragskommission einreichen, so dass diese um den entsprechenden Prozentsatz reduziert werden. Um aber dem Umstand vorzubeugen, dass Ärzte mehr Leistungen machen, als richtig ist, und Kranken ihren Wünschen entsprechend länger Krankenscheine ausstellen, als notwendig ist, bestehen einige Kontrolleinrichtungen.

Zunächst besteht entweder eine Kontrollkommission, oder die vertragliche Möglichkeit, dass sowohl auf Antrag des Kassenarztes als des Vorstandes der Krankenkasse Nachuntersuchungen simulationsverdächtigter Kranken veranlasst werden können. Bei Fahrlässigkeit des Arztes können diesem die hierdurch entstandenen Mehrkosten der Kasse aufgebürdet werden.

Die Ärzte der Düsseldorfer Krankenkassen haben ausserdem ein besonderes System der Reduktion der ärztlichen Rechnungen. Nachdem diese von der Krankenkassenkommission unter Zugrundelegung der Gesamtdurchschnittszahl der ärztlichen Leistungen für jeden Krankheitsfall gekürzt sind, erleiden diejenigen Ärzte, bei welchen die durchschnittliche Zahl der Leistungen für den Krankheitsfall (Konsultationen, Besuche und Extraleistungen je = 1 gerechnet) den Gesamtdurchschnitt übertrifft, eine Kürzung, und zwar beträgt diese:

a) bei Überschreiten um mehr als 0,3 : 10 %
b) „ „ „ „ „ 1,0 : 20 %
c) „ „ „ „ „ 1,5 : 30 %

des berechneten Honorars.

Die Vertragskommission der Ärzte des Stadtkreises Bonn übt ein etwas anderes Verfahren, indem mit der Höhe der Rechnungen für ärztliche Leistungen die Reduktion ansteigt.

Differenzen zwischen Ärzten und den Kassen werden auf Grund der Verträge durch ein paritätisches Schiedsgericht geschlichtet.

Die zweite Form der Berechnung der freien Arztwahl ist wesentlich einfacher. Bei dieser benennt das Kassenmitglied Ende des Jahres für das nächste Jahr schriftlich seinen Arzt, hat aber nach einem Vierteljahr das Recht, beim Vorstand der Kasse einen Wechsel zu beantragen. Dem betreffenden Arzt werden die Namen der Klienten mitgeteilt mit dem etwaigen vierteljährigen Wechsel. Dafür werden teilweise als Pauschale 4 M. bis 4.75 M. pro Kopf und Jahr bezahlt; Nachtkonsultationen und Nachtbesuche, sowie Operationen und besondere Leistungen werden extra berechnet.

Die Zuziehung eines Spezialarztes wird teilweise von der Zustimmung des Kassenvorstandes und einer etwaigen Konsultation mit einem zweiten Kassenarzt abhängig gemacht.

Im ganzen stehen sich die Ärzte bei diesem Modus nicht schlechter. Ein Vergleich der Ausgaben einer derartigen Betriebskrankenkasse mit denjenigen der Düsseldorfer Ortskrankenkassen aus dem Jahre 1911 ergibt nahezu die gleichen Werte. Bei beiden sind die Arzneikosten im Laufe der Jahre ungefähr gleich geblieben, doch sind die Ausgaben für Krankenhauspflege in den Städten höher.

Einzelne staatliche Kassen gestatten ihren Mitgliedern eine beschränkte freie Ärztewahl in der Art, dass ein Teil der Ärzte von der Behörde gewählt, ein anderer Teil auf Vorschlag der ärztlichen Vertragskommission oder des Ärztevereins des Bezirks ernannt wird. An diesen Kassen sind somit ausser den behördlich angestellten auch solche Ärzte tätig, welche von dem Ärzteverein des Bezirks bestimmt werden.

Wenn der Versicherte die Mehrkosten trägt, so soll ihm die Auswahl unter den von der Kasse bestellten Ärzten freistehen. In diesem Falle sind zwei Möglichkeiten vorhanden: entweder der Kranke trägt die Kosten für die Behandlung und lässt sich von der Kasse den Betrag, welchen der zuständige Arzt zu fordern hätte, zurückzahlen, oder der Kranke trägt nur die Mehrkosten, während die Kasse dem Arzt den Betrag erstattet, den sie sonst dem zuständigen Arzt hätte erstatten müssen.

Der erste Modus ist schon vielfach von Kassen geübt worden, wenn sie Kranken zur Beurteilung schwieriger Fälle die Erlaubnis erteilten, einen hervorragend erfahrenen Arzt aufzusuchen. Derselbe scheint wohl angängig zu sein und dürfte sich für die Zukunft noch mehr empfehlen, als der zweite Fall, in welchem der Arzt doppelte Rechnung stellen muss.

Alle diese Kassen unterscheiden nicht zwischen Versicherungspflichtigen und Versicherungsberechtigten. In jüngster Zeit ist von seiten des Leipziger Verbandes für die Versicherungsvereine auf Gegenseitigkeit eine neue Form des Vertrags in Vorschlag gebracht und mit den Krankenkassen für die kaufmännischen Angestellten von seiten des deutschen Ärzteverbandes vollzogen worden: ein Tarifvertrag. Den Kassenmitgliedern steht die Wahl unter den Kassenärzten zu, sie werden aber in die Gruppen Versicherungspflichtige und Versicherungsberechtigte getrennt und haben sich dem Arzt gegenüber nach dieser Richtung auszuweisen. Während die ärztlichen Leistungen der Versicherungspflichtigen auf Grund der Minimaltaxe bezahlt werden, erfolgt die Honorierung der den Nichtversicherungspflichtigen geleisteten ärztlichen Hilfe nach freier Vereinbarung zwischen Arzt und Patient. Die Kassenärzte sind aber verpflichtet, den Patienten auf Verlangen Krankenscheine und spezifizierte Rechnung auszustellen.

Kontrolleinrichtungen und Schiedsgerichte sind ähnlich wie bei den anderen Krankenkassen vorhanden.

Derartige Tarifverträge können sehr wohl auch bei anderen Krankenkassen in Anwendung gezogen werden.

Die Aufnahme Versicherungsberechtigter mit einem höheren Einkommen stellt für die Krankenkassen eine Belastung zuungunsten der weniger gut Situierten dar, da als höchster Beitrag 6 % von 6 M. Tageslohn, also 36 Pf., berechnet wird. Wird nun pro Kopf und Jahr ein bestimmter, durch die höhere Grenze erhöhter Betrag für ärztliches Honorar bewilligt, so fällt die stattfindende Erhöhung des ärztlichen Honorars allen Mitgliedern zur Last, während der Versicherungsberechtigte mit 2499 M. Einkommen gesetzlich nicht mehr zahlt, als ein Versicherungspflichtiger mit 1800 M. Einkommen.

Die Einführung der Reichsversicherungsordnung in bezug auf die Krankenversicherung, welche für den 1. Januar 1913 geplant ist, wird noch zu mancherlei Schwierigkeiten bezüglich der jetzt bestehenden Verträge führen. Da diese Verträge wesentliche Änderungen bringen, so werden zweifellos neue Verträge geschlossen werden müssen.

In früherer Zeit bestanden vielfach Missstände bezüglich der von anderen Krankenkassen überwiesenen Mitglieder. Ältere Kassenverträge verpflichteten die Ärzte häufig, diese ohne besondere Vergütung zu behandeln. Nach den neueren Verträgen werden für diese sowie für Unfallverletzte, für welche die Berufsgenossenschaften einzutreten haben, in der Regel die Leistungen des Kassenarztes besonders (meist nach der Minimaltaxe) honoriert. Das gleiche ist der Fall, wenn eine Krankenkasse einen Kranken nach ausserhalb beurlaubt und die Notwendigkeit ärztlicher Behandlung entsteht. Die Taxe wird zweckmässigerweise auch dort Anwendung finden, wo auf Antrag eines Arbeitgebers dieser von der Krankenversicherungspflicht seiner landwirtschaftlichen Arbeiter und Dienstboten befreit ist, weil diesen die gleichen Leistungen wie diejenigen der zuständigen Krankenkassen zugesichert sind.

Dringende Fälle.

Die Krankenkasse kann, wie oben schon gesagt, die Bezahlung anderer Ärzte als der durch schriftlichen Vertrag verpflichteten, abgesehen von dringenden Fällen, ablehnen.

Es frägt sich nun zuerst, was ein dringender Fall ist. Dringende Fälle im Sinne der K.V. sind solche, in denen eine erhebliche Gefahr für das Leben, die Gesundheit oder die Arbeitsfähigkeit des Kranken angenommen werden muss. Wem fällt nun die Entscheidung über die Dringlichkeit des Falls zu? Würde man die Überzeugung des Kranken von der Dringlichkeit als genügend erachten, so läge die Gefahr vor, dass ein nervöser Mensch, der seine Gesundheitsstörung überschätzt, in jedem Augenblick, falls der Kassenarzt nicht direkt zu erreichen ist, einen anderen Arzt und ev. einen Spezialarzt zuzieht. Da diese Auffassung gewiss nicht dem Sinne des Gesetzes entspricht, so dürfte für viele Fälle entscheidend sein, wie sich die Sachlage bei verständiger Beurteilung darstellen müsste. Doch werden bei Weigerung der Kasse manche Fälle erst die Gerichte beschäftigen. Der Braunschweigische Verwaltungsgerichtshof hat in einer Sitzung vom 6. November 1907 entschieden, dass ein dringender Fall im Sinne des Krankenversicherungsgesetzes auch dann vorliegen kann, wenn die kassenärztliche Behandlung nicht ausreicht und der Kassenvorstand nicht eingriff und die Zuziehung eines Spezialarztes verweigerte. Unzureichende, d. h. sachwidrige und nachlässige Hilfe des Kassenarztes berechtigt also den Kranken, die Zuziehung anderweitiger Hilfe zu verlangen. Verweigert der Kassenvorstand diese, so liegt ein dringender Fall vor, der den Kranken berechtigt, andere ärztliche Hilfe in Anspruch zu nehmen.

Vielfach wird von dem zugezogenen Arzt der Beweis verlangt werden, dass ein dringender Fall vorlag, wobei aber auch der Seelenzustand eines Kranken Berücksichtigung erheischt. Ist durch Nachweis des Arztes und andere Zeugen der Beweis der Dringlichkeit erbracht, so muss die Kasse die erwachsenen notwendigen Kosten tragen. Im allgemeinen betreffen die Pflichten der Kasse nur die Leistung der ersten Hilfe; für die weitere Behandlung ist dann der Kassenarzt zuständig. Aber diese Zuständigkeit erleidet eine Einschränkung, wenn durch die Eigentümlichkeit des Falls bei der Übernahme der Behandlung durch den Kassenarzt eine Gefährdung des Kranken eintreten würde.

Der Rechtsanspruch des zugezogenen Arztes kann direkt an die Kasse geltend gemacht werden, wenn der Arzt aufgefordert wurde, an Stelle des Kassenarztes in einem dringenden Fall zu helfen. Die Kasse muss nun die Leistungen nach der Gebührenordnung für Ärzte vergüten. Ist der Arzt von dem Kranken oder seiner Familie zu einem dringenden Fall als Helfer gerufen worden, so erwächst der Honoraranspruch an den Patienten, der für die notwendigen Auslagen von der Krankenkasse entsprechenden Ersatz beanspruchen kann.

Hat ein Dritter, nicht Verpflichteter, den Arzt gerufen, weil ein Notfall vorlag, so entsteht der Rechtsanspruch des Arztes auf Grund der Geschäftsführung ohne Auftrag. In diesem Fall kann die Krankenkasse zum Ersatz der Aufwendungen (einschliesslich eines angemessenen Honorars) direkt in Anspruch genommen werden. Allerdings sind die Entscheidungen der Gerichte nicht einheitlich.

Krankenkassen und Apotheken.

Die oberste Verwaltungsbehörde bestimmt die Höhe des Abschlags von den Preisen der Arzneitaxe, welche die Apotheken den Krankenkassen zu gewähren haben. Die Höhe dieses Abschlags kann auch von der Höhe des Bezugs abhängig gemacht werden. Ebenso setzt die höhere Verwaltungsbehörde unter Berücksichtigung der örtlichen Verhältnisse auch die Höchstpreise der Handverkaufsmittel fest.

Doch kann der Vorstand der Kasse mit einzelnen Apothekenbesitzern wegen der dem freien Verkehr überlassenen Heilmittel Vereinbarungen treffen. Diesen Vereinbarungen können alle Apotheken im Bereiche der Kasse beitreten.

Aufsicht und Streitverfahren.

Die Krankenkassen eines Bezirks unterstehen der Aufsicht des Versicherungsamts. Dieses entscheidet in erster Instanz die Streitigkeiten zwischen Versicherten und Krankenkassen sowie zwischen verschiedenen Krankenkassen. Gegen die Entscheidung des Versicherungsamts oder seines Vorsitzenden kann Berufung an das Oberversicherungsamt erfolgen. Dieses entscheidet in der früher erwähnten Spruchkammer. Der Antragsteller kann bei dem Oberversicherungsamt beantragen, dass ein bestimmter Arzt gutachtlich gehört wird. Doch steht es dem Oberversicherungsamt, falls es diesem Antrag stattgeben will, zu, diese Anhörung von der Bedingung abhängig zu machen, dass der Antragsteller die Kosten für die Vernehmung und Begutachtung dieses Arztes vorschiesst und sie, falls das Oberversicherungsamt nicht anders entscheidet, endgültig trägt.

Gegen die Entscheidung des Oberversicherungsamts ist eine Revision beim Reichsversicherungsamt nur dann zulässig, wenn 1. das angefochtene Urteil auf Nichtanwendung oder unrichtiger Anwendung des bestehenden Rechts oder auf einem Verstoss wider den klaren Inhalt der Akten beruht, oder 2. das Verfahren an wesentlichen Mängeln leidet.

Bei Streit über die Höhe des Kranken-, Haus- oder Sterbegelds, bei Unterstützungsfällen von weniger als acht Wochen Arbeitsunfähigkeit, Wochenhilfe, Familienhilfe, Abfindung, Kosten des Verfahrens ist eine Revision ausgeschlossen.

Die Unfallversicherung.

Den grossen Gefahren, welche die zunehmende Industrie und die Einführung eines ausgedehnten maschinellen Betriebes im Gefolge hatte, suchte das im Jahre 1871 erlassene Haftpflichtgesetz entgegenzutreten. Hierdurch wurde der Unternehmer eines Betriebes haftpflichtig für Unfälle, welche durch Verschulden des Unternehmers oder eines Betriebsbeamten hervorgerufen werden. Da aber bei vielen Unfällen die Schuld zweifelhaft ist, und da aus der Privatversicherung der Unternehmer vielfach unerfreuliche Prozesse entstanden, so entschloss sich die Reichsregierung, zur Zwangsversicherung überzugehen, für die sich ein Vorbild schon auf dem Gebiet des Bergbaus in den Genossenschaften zur gegenseitigen Unterstützung vorfand.

Das erste Unfallversicherungsgesetz datiert vom 6. Juli 1884. Nach vielfachen gesetzlichen Ausdehnungen trat am 30. Juni 1900 das umgearbeitete Unfallversicherungsgesetz in Kraft, das in seinen grundlegenden Bestimmungen in die Reichsversicherungsordnung aufgenommen ist.

Mit dem 1. Januar 1913 wird vermutlich der Teil der Reichsversicherungsordnung, welcher die erweiterte Unfallversicherung umfasst, in Kraft treten.

Der Versicherung unterliegen:

1. Bergwerke, Salinen, Aufbereitungsanstalten, Steinbrüche, Gräbereien (Gruben),

2. Fabriken, Werften, Hüttenwerke, Apotheken, gewerbliche Brauereien und Gerbereibetriebe,
3. Bauhöfe, Gewerbebetriebe, in denen Bau-, Dekorateur-, Steinhauer-, Schlosser-, Schmiede- oder Brunnenarbeiten ausgeführt werden, ferner Steinzerkleinerungsbetriebe sowie Bauarbeiten ausserhalb eines gewerbsmässigen Baubetriebs,
4. das Schornsteinfeger-, das Fensterputzer-, das Fleischergewerbe und der Betrieb von Badeanstalten,
5. der gesamte Betrieb der Eisenbahnen und der Post- und Telegraphenverwaltungen sowie die Betriebe der Marine- und Heeresverwaltungen,
6. der Binnenschiffahrts-, der Flösserei-, der Prahm- und der Fährbetrieb, das Schiffziehen (Treidelei), die Binnenfischerei, die Fischzucht, die Teichwirtschaft und die Eisgewinnung, wenn sie gewerbsmässig betrieben oder vom Reiche, einem Bundesstaat, einer Gemeinde, einem Gemeindeverband oder einer anderen öffentlichen Körperschaft verwaltet werden, der Baggereibetrieb sowie das Halten von Fahrzeugen auf Binnengewässern,
7. der Fuhrwerksbetrieb, der Speditionsbetrieb, der Fahrbetrieb, der Reittier- und der Stallhaltungsbetrieb, wenn sie gewerbsmässig betrieben werden, das Halten von anderen Fahrzeugen als Wasserfahrzeugen, wenn sie durch elementare oder tierische Kraft bewegt werden, sowie das Halten von Reittieren,
8. der Speicher-, der Lagerei- und der Kellereibetrieb, wenn sie gewerbsmässig betrieben werden,
9. der Gewerbebetrieb der Güterpacker, Güterlader, Schaffer, Bracker, Wäger, Messer, Schauer, Stauer,
10. Betriebe zur Beförderung von Personen oder Gütern und Holzfällungsbetriebe, wenn sie mit einem kaufmännischen Unternehmen verbunden sind, das über den Umfang des Kleinbetriebs hinausgeht,
11. unter der gleichen Voraussetzung (Nr. 10) Betriebe zur Behandlung und Handhabung der Ware.

Das Reichsversicherungsamt bestimmt, welche kaufmännischen Unternehmen (10 und 11) als Kleinbetriebe der Unfallversicherung nicht unterliegen.

Als Fabriken gelten Betriebe mit mindestens zehn Arbeitern, Betriebe zur Erzeugung von Sprengstoffen, explodierenden Gegenständen, elektrischer Kraft, oder ihrer Weitergabe, und solche mit regelmässiger Inanspruchnahme von Dampfkesseln oder Triebwerken.

Ausser den Arbeitern, Gehilfen, Gesellen, Lehrlingen der erwähnten Betriebe sind aber auch Betriebsbeamte, Werkmeister und Techniker versichert, deren Jahresarbeitsverdienst fünftausend Mark an Entgelt nicht übersteigt. Die Unfallversicherung umfasst aber auch die ohne Lohn und Gehalt tätigen Personen, so Kinder, welche den Eltern in der Betriebsarbeit helfen, wobei eine sachdienliche ernste Tätigkeit im Betrieb die Voraussetzung ist, dass ein etwaiger Unfall der Versicherung zur Last fällt.

Die Versicherung erstreckt sich weiter auf häusliche und andere Dienste, zu denen Versicherte, die hauptsächlich im Betriebe oder bei versicherten Tätigkeiten beschäftigt sind, von dem Unternehmer oder dessen Beauftragten herangezogen werden. Durch einen besonderen Abschnitt des Gesetzes ist auch die Tätigkeit der landwirtschaftlichen Betriebe in die Unfallversicherung einbezogen, einschliesslich der Aufbesserung landwirtschaftlicher Gebäude, der Bodenkulturarbeiten, der Übernahme landwirtschaftlicher Arbeiten als Unternehmer, der Gärtnerei-, Park- und Gartenpflege, des Friedhofsbetriebs (soweit sie nicht der gewerblichen Unfallversicherung unterliegen), sowie der landwirtschaftlichen Nebenbetriebe.

Durch die Satzung kann die Versicherungspflicht erstreckt werden:

1. auf Betriebsunternehmer, deren Jahresarbeitsverdienst dreitausend Mark nicht übersteigt, oder die regelmässig keinen oder höchstens zwei Versicherungspflichtige gegen Entgelt beschäftigen,
2. auf Betriebsbeamte, deren Jahresarbeitsverdienst fünftausend Mark an Entgelt übersteigt,
3. ohne Rücksicht auf die Zahl der beschäftigten Versicherungspflichtigen auf Hausgewerbetreibende, die Unternehmer eines der versicherungspflichtigen Betriebe sind.

Unternehmer und Binnenlotsen mit mehr als dreitausend Mark Jahresarbeitsverdienst können sich selbst versichern, während Versicherungsfreiheit für Offiziere und Beamte mit Pensionsansprüchen besteht.

Der Berufsgenossenschaft von Baugewerbetreibenden ist eine Zweiganstalt angegliedert für Personen, die ein Unternehmer nichtgewerbsmässiger Bauarbeiten im Bezirk beschäftigt. Dieser gehören auch die selbstversicherten Unternehmer solcher Bauarbeiten an. Ebenso ist der Berufsgenossenschaft von Unternehmern gewerbsmässiger Fuhrwerks- und Binnenschiffahrtsbetriebe eine Zweiganstalt für die Personen angeschlossen, welche bei nichtgewerbsmässigem Halten von Reittieren und Fahrzeugen beschäftigt werden.

Weiterhin sind durch eine besondere See-Unfallversicherung die auf deutschen Seefahrzeugen, Docks und im Lotsen- und Rettungsdienst beschäftigten Personen gegen Unfälle versichert. Auch die kleinen Unternehmer gewerblicher Betriebe der Seeschiffahrt gehören unter Umständen der Versicherung an. Eine Zweiganstalt der Seeberufsgenossenschaft umfasst den Kleinbetrieb der Seeschiffahrt und die einfachere See- und Küstenfischerei mit den versicherungspflichtigen Unternehmern.

Die Berufsgenossenschaften.

Als Träger der Versicherung wurden unter Garantie des Reichs Berufsgenossenschaften auf Gegenseitigkeit geschaffen, d. h. Genossenschaften von Unternehmern der versicherungspflichtigen Betriebe, welche nach Gewerbszweigen für das ganze Reich oder für begrenzte Wirtschaftsgebiete gebildet wurden. Die Berufsgenossenschaften besitzen Rechtsfähigkeit und eine weitgehende Selbstverwaltung. Jede Berufsgenossenschaft umschliesst innerhalb ihres Bezirks alle Betriebe der zugehörigen Gewerbszweige, wobei Nebenbetriebe regelmässig dem Hauptbetrieb folgen. Auch landwirtschaftliche Nebenbetriebe können in die gewerbliche Unfallversicherung einbezogen werden, wenn in ihnen überwiegend die im Hauptbetrieb verwendeten gewerblichen Arbeiter beschäftigt werden. Mitglieder der Genossenschaft sind ausschliesslich die Unternehmer, für deren Rechnung die Betriebe erfolgen, und diese haben auch die Kosten der Versicherung zu tragen.

Im übrigen ist Unternehmer

1. von Bauarbeiten, die nicht in einem gewerbsmässigen Betrieb ausgeführt werden, derjenige, für dessen Rechnung sie gehen;

2. von Tätigkeiten bei nichtgewerbsmässigem Halten von Reittieren oder Fahrzeugen, wer das Reittier oder Fahrzeug hält.

Das Reich oder der Bundesstaat, die Gemeinde oder der Gemeindeverband ist Träger der Versicherung, wenn der Betrieb für seine Rechnung geht:

1. bei den Post-, Telegraphen-, Marine- und Heeresverwaltungen;

2. bei den Eisenbahnen, einschliesslich der Bauarbeiten und der Tätigkeit bei nichtgewerbsmässigem Halten von Reittieren und Fahrzeugen;

3. bei gewissen Schiffahrtsbetrieben und anderen staatlichen oder öffentlichen Betrieben, welche auf Rechnung der Betreffenden gehen, soweit die Betriebe nicht Berufsgenossenschaften eingereiht werden, deren Mitglied dann der Staat oder die Gemeinde wird.

Bei Staatsbetrieben treten an Stelle der Berufsgenossenschaften besondere Ausführungsbehörden.

Auch Gemeindeverbände können für Bauarbeiten usw. Träger der Versicherung sein.

Neben der Wiederherstellung der Gesundheit und Erwerbsfähigkeit Verletzter, neben der Entschädigung von Versicherten und deren Hinterbliebenen ist es eine wichtige und vornehme Aufgabe der Berufsgenossenschaften, Vorschriften für ihre Mitglieder nnd die Arbeiter zu erlassen, welche bestimmt sind, Unfälle nach Möglichkeit zu verhüten. Mit grossem Erfolg haben die Berufsgenossenschaften sich dieser Aufgabe schon seither unterzogen, auch zum Teil eine Beaufsichtigung der Betriebe ins Leben treten lassen.

Die Reichsversicherungsordnung hat diese Aufgaben noch erweitert und ausser dem Erlass von Unfallverhütungsvorschriften, die dem Reichsversicherungsamt einzureichen sind, auch jährliche Beratungen des Vorstandes mit den Versicherten und den ev. auf Verlangen des Reichsversicherungsamts anzustellenden technischen Aufsichtsbeamten angeordnet. Als technische Beamte können auch Personen angestellt werden, welche früher dem versicherten

Betrieb als Arbeiter angehört haben. Statt der technischen Aufsichtsbeamten kann ein Unternehmer auch die Ernennung besonderer Sachverständiger verlangen, wenn er einen Schaden für seine geschäftliche Tätigkeit fürchtet. Doch werden die Mitglieder der Genossenschaftsorgane, die technischen Aufsichts- und Rechnungsbeamten, sowie die besonderen Sachverständigen von dem Versicherungsamt eidlich verpflichtet, über das, was ihnen dienstlich bekannt geworden, zu schweigen.

Sind in einem Betrieb fünfundzwanzig Arbeiter einer fremdsprachigen Muttersprache beschäftigt, so sind die Unfallverhütungsvorschriften (oder die bergpolizeilichen Verordnungen) auch in dieser bekannt zu geben.

Die Berufsgenossenschaften regeln ihre innere Verwaltung sowie ihre Geschäftsordnung durch die von der Berufsgenossenschaftsversammlung zu beschliessenden Satzungen. Der Vorstand wird auf Grund dieser Satzungen gewählt.. Bei Vereinigung verschiedenartiger Gewerbszweige sollen diese möglichst im Vorstand vertreten sein. Die Berufsgenossenschaft kann in örtlich abgetrennte Sektionen eingeteilt werden, und Vertrauensmänner können als örtliche Organe der Genossenschaft eingesetzt werden. Doch bedürfen die Satzungen der Genehmigung des Reichsversicherungsamts. Beamte der Genossenschaft werden auf Grund einer Dienstordnung gewählt, welche ebenfalls der Genehmigung des Reichsversicherungsamts bedarf.

Bei der Bildung der land- und forstwirtschaftlichen Berufsgenossenschaften wurde lediglich eine territoriale Abgrenzung nach Provinzen zu Grunde gelegt und diese in Preussen dem Provinzialausschuss unter Gliederung in Sektionen (Kreisausschuss mit dem Landrat, Stadtausschuss mit dem Bürgermeister) unterstellt. Die Seeberufsgenossenschaft, in die auch der Staat als Träger der Versicherung für die auf seine Rechnung gehenden Betriebe eintreten kann, hat besondere dem Beruf und seinen Gefahren angepasste Satzungen. Sie untersteht ebenfalls dem Reichsversicherungsamt.

Jeder Unternehmer, der mit einem Betriebe Mitglied einer Berufsgenossenschaft wird, hat dem Versicherungsamt Mitteilung zu machen; dieses gibt die Meldung dem Vorstand der betreffenden Genossenschaft weiter.

Durch die Ausdehnung der Unfallversicherung auf Kutscher,

Chauffeure sowie auf kleinere Betriebe mit Dampfkesselbenutzung können auch Ärzte in den Vorstand der Genossenschaft gewählt werden.

Die Aufbringung der Mittel erfolgt in der Hauptsache durch Deckung des Jahresbedarfs mittels Umlagen seitens der Genossenschaft. Am Schlusse eines jeden Jahres wird der in diesem Jahre zur Durchführung der Unfallversicherung erforderliche Betrag auf die einzelnen Unternehmer nach Massgabe der gezahlten Löhne und Gehälter (auf dem Gebiet der Landwirtschaft auch nach dem abgeschätzten Jahreseinkommen oder nach der bewirtschafteten Fläche in Verbindung mit der Grundsteuer) und ev. unter Berücksichtigung von Gefahrenklassen verteilt. Bei den Zweiganstalten der Baugewerbs-Berufsgenossenschaft erfolgt die Aufbringung der Mittel durch einen Prämientarif; das Gleiche ist bei Zweiganstalten für Halten von Reittieren und Fahrzeugen der Fall. Bei der Seeunfallversicherung werden die Beiträge der Mitglieder nach deren Veranlagung zu Gefahrenklassen umgelegt. Einnahmen und Ausgaben der Zweiganstalt werden besonders verrechnet. Die Beiträge werden von den Gemeindeverbänden der Seeuferstaaten und Küstenbezirke nach der Zahl der Versicherten aufgebracht.

Auf Grund der älteren Gesetzgebung bestanden ausser den staatlichen Ausführungsbehörden und der Seeberufsgenossenschaft im Jahre 1909:

66 gewerbliche Berufsgenossenschaften,
48 landwirtschaftliche Berufsgenossenschaften und
545 Ausführungsbehörden.

Die gewerblichen und landwirtschaftlichen Berufsgenossenschaften umfassten im Jahre 1909: 17 179 000 Versicherte.

Die Aufsicht führen ausser dem Reichsversicherungsamt in einigen Bundesstaaten Landesversicherungsämter.

Gegenstand der Versicherung.

Gegenstand der Versicherung ist ein bestimmter Ersatz des Schadens, welcher durch Unfälle, die mit dem Betrieb und seinen Gefahren in ursächlichem Zusammenhang stehen (Betriebsunfälle), entsteht. Ein Ersatz findet nicht statt, wenn der Unfall vorsätzlich herbeigeführt ist. Der Schadensersatz kann ausserdem ganz oder teilweise versagt werden, wenn der Unfall infolge strafbarer Tat entstanden ist. Doch schliessen einfaches, verbotswidriges Handeln, Verletzung bergpolizeilicher Vorschriften und Verletzungen der Seemannsordnung die Ansprüche nicht eo ipso aus.

Die Leistungen bestehen bei Körperverletzungen, von Beginn der vierzehnten Woche nach Eintritt des Unfalls ab, in freier ärztlicher Behandlung, Arznei und sonstigen Heil- und Hilfsmitteln, ferner in einer laufenden Rente, welche in ihrer Höhe nach dem Grade der Erwerbsunfähigkeit abgestuft ist. Die Rente beträgt bei völliger Erwerbsunfähigkeit (Vollrente) $^2/_3$ des Jahresarbeitsverdienstes, soweit er nicht 1800 Mark übersteigt. Übersteigt der Jahresarbeitsverdienst diesen Betrag, so wird das Mehr nur zu einem Drittel in Anrechnung gebracht. Bei teilweiser Erwerbsunfähigkeit wird ein entsprechender Teil der Vollrente, bei Hilflosigkeit (Bedürfnis von ständiger besonderer Wartung und Pflege) der volle Arbeitsverdienst bewilligt.

Bei Unfällen, welche den Tod zur Folge haben, sind neben einem Sterbegeld ($^1/_{15}$ des Jahresarbeitsverdienstes) laufende Renten an die Hinterbliebenen (Witwe, unter Umständen Witwer, Kinder unter 15 Jahren, bedürftige, von dem Verstorbenen in der Hauptsache unterhaltenen Eltern oder Grosseltern und Enkel unter 15 Jahren) zu gewähren. Der Gesamtbetrag der Hinterbliebenenrente darf jedoch 60 % des Jahresarbeitsverdienstes des Verstorbenen nicht übersteigen. Die Witwe wird im Fall der Wiederverheiratung durch ein Kapital (60 % des Jahresarbeitsverdienstes) abgefunden. Bei unverschuldeter Arbeitslosigkeit von Unfallverletzten kann die Teilrente bis zur Vollrente erhöht werden. Auch weitere freiwillige Leistungen zugunsten der Versicherten sind erlaubt.

Als Jahresarbeitsverdienst gilt, wenn der Verletzte ein volles Jahr vor dem Unfall im Betrieb beschäftigt war, das Dreihundertfache des durchschnittlichen Verdienstes für den Arbeitstag. Ergibt aber die übliche Betriebsweise eine höhere oder niedrigere Zahl von Arbeitstagen, so wird mit dieser Zahl statt mit Dreihundert vervielfältigt. War der Verletzte nur kürzere Zeit in dem Bebrieb beschäftigt, oder nur stundenweise beschäftigt, so wird die Berechnung mit Berücksichtigung des durchschnittlichen Verdienstes gleichwertiger Abeiter vorgenommen. Bei Personen, welche vor dem Unfall dauernd teilweise erwerbsunfähig waren, wird der erhaltene Rest der Erwerbsfähigkeit der Berechnung zu Grunde gelegt.

Der unfallgeschädigte Kassenpatient erhält ausserdem vom Beginn der fünften Woche nach dem Unfall an bis zum Ablauf der dreizehnten Woche mindestens zwei Drittel des massgebenden Grundlohns als Krankengeld. Hat der Verletzte kein Anrecht an eine Kasse, so hat der Unternehmer für die ersten dreizehn Wochen Krankengeld zu gewähren.

Eine Ablösung durch Kapitalabfindung ist bei $^1/_5$ der Vollrente und weniger zugelassen, ausserdem bei Renten ausländischer Berechtigter, die ihren Wohnsitz im Deutschen Reich aufgeben, bei ihrer Zustimmung mit dem dreifachen Betrag der Jahresrente, und ohne diese mit einem dem Wert der Jahresrente entsprechenden Kapital. Von erheblicher praktischer Bedeutung ist die Vorschrift, wonach bei Eintritt einer wesentlichen Veränderung der für die Feststellung massgebenden Verhältnisse (Verschlimmerung, Besserung oder Beseitigung der Unfallfolgen) eine anderweitige Feststellung der Entschädigung (Erhöhung, Herabsetzung oder Aufhebung der Rente) erfolgen kann.

Die Rente für unfallverletzte Jugendliche, welche teils nach dem durchschnittlichen Jahresarbeitsverdienst der Altersstufe, teils nach dem Ortslohn berechnet wird, wird bei Aufsteigen in eine höhere Altersstufe entsprechend erhöht.

Die Reichsversicherungsordnung unterscheidet vorläufige und Dauerrenten. Im allgemeinen ist die Rente in den ersten beiden Jahren nach dem Unfall eine vorläufige und kann jederzeit unter Begründung geändert werden. Doch kann schon innerhalb dieser Frist eine Dauerrente rechtskräftig festgestellt werden. Nach Ablauf von zwei Jahren und bei bewilligter Dauerrente kann eine Abänderung der Festsetzung, sofern nicht zwischen dem Versicherungsträger und dem Berechtigten über einen kürzeren Zeitraum ausdrückliches Einverständnis erzielt ist, nur in Zeiträumen von mindestens einem Jahr vorgenommen oder beantragt werden.

Ein Ruhen der Rentenzahlungen ist vorgesehen, wenn der Berechtigte eine längere Freiheitsstrafe verbüsst, ferner so lange ein berechtigter Ausländer nicht im Inland seinen gewöhnlichen Aufenthaltsort hat oder ausgewiesen ist, oder der berechtigte Inländer sich im Ausland aufhält und es unterlässt, der Berufsgenossenschaft von seinem Aufenthalt Kenntnis zu geben.

An Stelle der Rente und freier ärztlicher Behandlung kann dem Verletzten auch in einer Heilanstalt freie Kur und Verpflegung gewährt werden, neben welchen Leistungen die Angehörigen eine Angehörigenrente erhalten.

Von Wichtigkeit ist, dass durch Beschluss des Bundesrats die Unfallversicherung auch auf gewerbliche Berufskrankheiten ausgedehnt werden kann.

Beginn und Feststellung der Leistungen.

Der Anspruch auf Unfallentschädigung ist zur Vermeidung des Ausschlusses spätestens zwei Jahre nach dem Unfall bei dem Versicherungsträger anzumelden. Doch lässt eine neue Folge des Unfalls, auch wenn sie erst später in allmählicher gleichmässiger Entwicklung nach Ablauf der Frist sich bemerkbar macht, den Anspruch nicht ausschliessen, ebenso nicht die Verhinderung der Anmeldung.

Die Anzeige des Unfalls hat durch den Betriebsunternehmer binnen drei Tagen zu erfolgen, falls ein in seinem Betrieb Beschäftigter getötet, oder so verletzt ist, dass er stirbt, oder für mehr als drei Tage völlig oder teilweise erwerbsunfähig wird.

Die Anzeige erfolgt an die Ortspolizeibehörde des Unfallorts. Diese untersucht sobald als möglich den Unfall und stellt den Sachverhalt fest, insbesondere

1. Veranlassung, Ort, Hergang und Art des Unfalls,
2. Name der getöteten oder verletzten Person, sowie Tag und Ort ihrer Geburt,
3. die Art der Verletzung,
4. den Verbleib der verletzten Person,
5. die Hinterbliebenen des Getöteten und die Angehörigen des Verletzten, die eine Entschädigung nach dem Gesetz verlangen können,
6. die Höhe von Unterstützungen und Renten, die der Verletzte aus der Reichsversicherung bezieht.

Ausserdem haben die Krankenkassen die Verpflichtung, jede Krankheit, die ein entschädigungspflichtiger Unfall herbeigeführt hat, dem Träger der Unfallversicherung binnen drei Tagen anzuzeigen, wenn eine Beschränkung der Erwerbsfähigkeit durch den

Unfall über die dreizehnte Woche hinaus zu erwarten ist; weiterhin ist, wenn der Erkrankte nach Ablauf von drei Wochen nach dem Unfall noch nicht wiederhergestellt ist, der Berufsgenossenschaft bis zum Ende der vierten Woche Mitteilung zu machen.

An der Unfalluntersuchung, die bisher nicht immer mit der genügenden Sorgfalt stattfand, können sich der Verletzte oder seine Hinterbliebenen, sowie geeignete private Vertreter, der Träger der Unfall- und der Krankenversicherung, der Unternehmer, das Versicherungsamt und ev. der staatliche Aufsichtsbeamte beteiligen. Ausserdem können auf Antrag der Versicherungsträger oder des Berechtigten (Versicherten) Sachverständige zugezogen werden. Über die Untersuchung wird ein Protokoll aufgenommen, das auf Verlangen den Beteiligten in Abschrift zugestellt wird. Hält der Versicherungsträger die Sache nicht für genügend aufgeklärt, so kann er weitere Ermittelungen durch das Versicherungsamt (auch durch das Amtsgericht) anstellen lassen.

Nach abgeschlossener Untersuchung stellt der Sektionsvorstand oder der Genossenschaftsverband seine Leistungen fest; er entscheidet ob Krankenhausbehandlung, oder Hauspflege, Heilanstaltspflege, Angehörigenrente, Sterbegeld, Rente für Erwerbsunfähigkeit gegeben werden soll.

Soll die Entschädigung abgelehnt, oder nur eine Teilrente gewährt werden, so ist vorher der behandelnde Arzt zu hören, wenn er nicht schon ein ausreichendes Gutachten erstattet hat. Der Versicherungsträger hat innerhalb von drei Monaten dem Berechtigten einen Bescheid zu erteilen, oder die Gründe für die Verzögerung mitzuteilen.

Unfälle der Seeberufsgenossenschaft können von dem Seemannsamt oder der Ortspolizeibehörde untersucht werden. Bei Unfällen, die im Ausland zu untersuchen sind, findet die Untersuchung vor dem Konsulat oder einer entsprechenden Behörde statt, unter Zuziehung von zwei Schiffsoffizieren oder anderen glaubwürdigen Personen.

In den ersten 13 Wochen haben die Krankenkassen und in Ermangelung solcher die Unternehmer für die Verunglückten zu sorgen, wobei von Beginn der fünften Woche ab das Krankengeld für Rechnung des Betriebsunternehmers auf mindestens $^2/_3$ des der Krankengeldberechnung zugrunde gelegten Grundlohnes zu erhöhen ist. Doch ist es den Berufsgenossenschaften gestattet, schon vor der 13. Woche das Heilverfahren zu übernehmen. Verletzte, welche einen eigenen Haushalt haben, oder Mitglieder des Haushalts ihrer Familie sind, können nur mit ihrer Zustimmung in eine Heilanstalt verbracht werden. Dieser Zustimmung bedarf es nur dann nicht, wenn:

1. die Art der Verletzung eine Behandlung oder Pflege verlangt, die in der Familie des Verletzten nicht möglich ist,
2. die Krankheit ansteckend ist,
3. der Verletzte wiederholt den Anordnungen des behandelnden Arztes zuwider gehandelt hat,
4. der Zustand oder das Verhalten des Verletzten eine fortgesetzte Beobachtung erfordern.

Bei einem Minderjährigen über sechzehn Jahre genügt zur Aufnahme in eine Heilanstalt seine Zustimmung. Bei Unverheirateten kann die Behandlung in einem Krankenhause auch ohne besondere Zustimmung angeordnet werden.

Die entschädigungspflichtigen Berufsgenossenschaften können aber auch ohne Übernahme des Heilverfahrens schon innerhalb der ersten 13 Wochen den Verletzten untersuchen lassen nnd Erkundigungen über den Verletzten bei den Kassen, dem Unternehmer und Arzt einziehen; sowohl das Versicherungsamt als die Amtsgerichte sind verpflichtet, zu diesem Zweck auf Ersuchen der Berufsgenossenschaft Zeugen und Sachverständige eidlich zu vernehmen. Eine derartige Vernehmung von Ärzten dürfte aber nur erfolgen, wenn die Versuche, ein Gutachten zu erhalten, auf anderem Wege fruchtlos waren.

Sodann ist vorgeschrieben, dass Verletzte, welche in einem Krankenhause mit genügenden Heileinrichtungen untergebracht sind, während des Heilverfahrens nur mit ihrer Zustimmung in ein anderes Krankenhaus überführt werden können. Die Zustimmung kann aber durch eine Anordnung des Versicherungsamts ersetzt werden. Die Möglichkeit einer Verlegung kann deshalb erwünscht sein, weil keineswegs alle Krankenhäuser die für sachgemässe Behandlungen notwendigen Einrichtungen besitzen.

Mit Zustimmung des Verletzten kann die Genossenschaft Hilfe und Wartung durch häusliche Pflege gewähren, wenn die Aufnahme des Verletzten in eine Heilanstalt zwar geboten, aber aus wichtigen Gründen nicht ausführbar ist.

Ferner kann die Genossenschaft einem Rentenempfänger auf seinen Antrag statt der Rente Aufnahme in einem Invalidenhause oder einer ähnlichen Anstalt bewilligen. Hoffentlich entwickeln sich auf Grund dieser Bestimmung Arbeiterkolonien für Unfallverletzte, in welchen diesen Gelegenheit gegeben ist, die vorhandene aber schwer nutzbar zu machende Arbeitskraft zu verwerten.

Berufsgenossenschaften und Ärzte.

a) Die Beurteilung des Unfalls.

Bei den Erhebungen, welche die Ortspolizeibehörde oder andere Behörden im Interesse der Berufsgenossenschaften anstellen, wird alsbald die ärztliche Leistung in Anspruch genommen. Ist durch Unfall der Tod eines Menschen verursacht, so wird von dem Arzt der Totenschein mit der Angabe der Todesursache verlangt. In zweifelhaften Fällen ist es deshalb von grösster Wichtigkeit, durch die Obduktion die Todesursache feststellen zu lassen. Das Fehlen eines Obduktionsbefundes hat schon häufig zu langwierigen Streitigkeiten geführt. Grosse, vermeidbare Kosten sind den Berufsgenossenschaften auf diese Weise entstanden, und nicht immer war es den zur Begutachtung zugezogenen Ärzten möglich, ein sicheres Urteil über die Ursache des Todes zu geben.

Hat ein Unfall ohne tödliche Folgen einen Versicherten betroffen, so soll die Unfallanzeige die Art der Verletzung ergeben. Diese wird häufig von dem Betriebsunternehmer auf Grund eigener Wahrnehmung erstattet, häufig aber erst, nachdem der hinzugezogene Arzt bei der sofortigen oder der späteren Untersuchung die Art der Verletzung festgestellt hat. Die möglichst frühzeitige und eingehende ärztliche Untersuchung eines Verletzten möglichst bald nach dem Unfall, und die Niederschrift des Befundes gehören zu den wichtigsten Grundlagen für die Beurteilung eines Betriebsunfalls. Nur auf Grund dieses Befundes lässt sich in vielen Fällen entscheiden, was einem Betriebsunfall, was einem anderweitigen, teils früher vorhandenen, teils später entstandenen Leiden zur Last fällt. Der Arzt hat infolgedessen sich zunächst eingehend mit den Ereignissen zu beschäftigen, welche die Körperverletzung eines Versicherten herbeigeführt haben. Die ärztliche Beurteilung muss also zu der Frage Stellung nehmen: Was ist nach der Reichsversicherungsordnung als Unfall anzusehen?

Der Unfall ist ein Ereignis, durch welches der Betroffene durch äussere Verletzung oder organische Erkrankung eine Schädigung seiner körperlichen oder geistigen Gesundheit — Körperverletzung oder Tod — erleidet. Die Schädigung muss auf die plötzliche, in einem verhältnismässig kurzen Zeitraum eingeschlossene Einwirkung eines Ereignisses zurückzuführen sein, welches mittelbar oder unmittelbar die Körperverletzung oder den Tod herbeigeführt hat. Entschädigungsberechtigt sind nur die in oder bei einem versicherten Betriebe, oder einer versicherten Tätigkeit, nicht die ausserhalb desselben eingetretenen Unfälle. Ein Radfahrer z. B., der auf dem Wege zur täglichen Arbeit mit dem Rade stürzt und einen Unfall erleidet, hat also keinen Anspruch auf Entschädigung, ein Klempnergeselle dagegen, der von der Werkstätte in die Stadt gesandt wird, um eine Arbeit auszuführen oder eine Bestellung zu machen und auf diesem Weg mit dem Rad einen Unfall erleidet, ist entschädigungsberechtigt, weil er sich im Betrieb befand. Es muss also ein ursächlicher Zusammenhang zwischen Betrieb und Unfall vorliegen. Weiterhin braucht der Unfall im Betrieb nicht die alleinige Ursache der Erkrankung zu sein; es genügt, wenn der Unfall als mitwirkende Ursache beschuldigt werden muss. Doch ist kein richterlich formeller Beweis für den ursächlichen Zusammenhang notwendig, es genügt, wenn nur mit grosser Wahrscheinlichkeit ein Zusammenhang angenommen werden muss.

Wird der Arzt zu einem bei der Arbeit Erkrankten oder von einem Unfall Betroffenen gerufen, so ist es seine erste Aufgabe, eine eingehende Untersuchung vorzunehmen und den Befund schriftlich niederzulegen. Er ist dann jederzeit in der Lage, ein begründetes Gutachten abzugeben. Die Entscheidung, was einem Betriebsunfall zuzurechnen ist, soll eigentlich durch die betreffenden Berufsgenossenschaften, Oberversicherungsämter oder das Reichsversicherungsamt erfolgen, während es dem Arzt obliegt, sein Gutachten darüber zu erstatten,

1. welche Verletzung oder Erkrankung vorliegt oder vorlag,
2. ob diese Verletzung oder Erkrankung oder der Todesfall als

eine plötzliche Erkrankung mit ihren Folgen aufgetreten ist, oder als ein älteres Leiden aufgefasst werden muss,

3. ob die Verletzung, Erkrankung oder der Tod
   a) in einem ursächlichen Zusammenhang mit einem Ereignis beim Betriebe steht,
   b) zufällig bei der Arbeit aufgetreten ist.

Die Fragen 2 und 3 enthalten aber schon Urteile über die Annahme eines Betriebsunfalls. Deshalb muss der Arzt, welcher diese Fragen beantworten soll, mit der Auffassung und den Entscheidungen des Reichsversicherungsamtes vertraut sein, will er seinem Klienten oder der Berufsgenossenschaft oder der beauftragenden Behörde ein entsprechendes Gutachten erstatten. Er muss wissen, dass ein Betriebsunfall auch dann angenommen wird, wenn bei geordnetem Betrieb das Mass der gewöhnlichen Leistungen überschritten wird, oder wenn durch irgendwelche Umstände eine ausserordentliche Leistung vorlag, welche zu Störungen führte. Er muss wissen, dass eine Körperletzung im Sinne der Unfallversicherung jede durch einen Unfall herbeigeführte Störung des ordnungsmässigen Körper- oder Geisteszustandes ist. Daraus ergibt sich, dass nicht nur äussere Verletzungen, sondern auch krankhafte innerorganische Vorgänge physischer wie psychischer Art als Unfall aufzufassen sind, wenn sie durch ein plötzliches äusseres Ereignis im Körper des Betreffenden hervorgerufen werden.

Gewerbe- und Berufskrankheiten, welche zu einer Abnutzung der Körperkräfte führen, oder eine chronische Vergiftung im Gefolge haben, gehören einstweilen der Unvallversicherung nicht an. Doch kann der Bundesrat die Unfallversicherung auf bestimmte gewerbliche Berufskrankheiten ausdehnen und ist berechtigt, zur Durchführung dieser Bestimmung besondere Vorschriften zu erlassen.

Die Diagnose eines Betriebsunfalls erscheint zunächst nicht schwierig und ist es auch in vielen Fällen nicht, wenn der Arzt sofort hinzugezogen wurde und an der Betriebsstätte von den Einzelheiten des Unfalls sich überzeugen konnte. Das ist aber leider meist nicht der Fall. Vielfach kommen die Patienten Tage, ja Wochen lang nach dem Ereignis zum Arzt, und die Tatsache des Betriebsunfalls steht keineswegs mit Sicherheit fest.

Hier hat der Arzt nach der eingehenden Untersuchung zu erwägen, ob es sich um einen Betriebsunfall handeln kann. Wenn z. B. bei einem Versicherten mit einer Affektion des Kniegelenks, welche auf eine im Maschinenbetrieb erfolgte Verletzung zurückgeführt wird, bei der Röntgenuntersuchung zerstreute Schrotkörner in der Umgebung des Kniegelenks gefunden werden, so liegt sicher kein Unfall im Sinne der reichsgesetzlichen Unfallversicherung vor. Wenn bei einem Patienten mit monartikulärer Kniegelenkentzündung, welche auf eine Verstauchung zurückgeführt wird, ein Tripper konstatiert wird, so ist die Frage zu erwägen, ob es sich nicht um eine gonorrhoische Kniegelenkentzündung handelt. Die Wahrscheinlichkeit spricht entschieden mehr für diese Ätiologie. Das Studium der Akten und eventuell weitere Zeugenvernehmungen müssen dann feststellen lassen, ob überhaupt ein Betriebsunfall vorhanden war, welcher die Lokalisation der Erkrankung im Kniegelenk ausgelöst hat. Häufig ist der Betriebsunfall nachträglich konstatiert.

In manchen Fällen stellen sich nach geringen Verletzungen tiefgehende Zellgewebsentzündungen erst nach einigen Tagen ein, oder werden erst dann dem Verletzten deutlich. Nach Heben von starken Lasten kann Verschleppung von Venenthromben und der Tod eintreten, ein Ereignis, das natürlich als entschädigungspflichtiger Unfall betrachtet werden muss.

Unterleibsbrüche sind dann als entschädigungspflichtige Unfälle zu betrachten, wenn trotz vorhandener Bruchanlage im Anschluss an einen geeigneten Betriebsvorgang besondere Umstände ausnahmsweise das plötzliche gewaltsame Zustandekommen des Bruchaustritts wahrscheinlich machen. Bei solchem Ereignis pflegen in der Regel grosse Schmerzen die schleunige Anrufung ärztlicher Hilfe zu veranlassen.

Grössere Schwierigkeiten für die Beurteilung können die Beziehungen mancher Gehirn- und Rückenmarksleiden (Gehirnblutung, Gehirngeschwulst, Dementia paralytica, Tabes dorsalis, Syringomyelie u. a.) zu Unfällen machen. Dabei sind ebenso, wie in vielen anderen Fällen folgende Punkte zu erwägen:

1. Das als Unfall angesprochene Ereignis kann einzig eine Folge des schon bestehenden Leidens sein und ist somit nicht als Betriebsunfall anzusprechen,
2. tatsächliche Unfallfolgen können rasch heilen, während das

vor dem Unfall vorhandene Leiden seinen naturgemässen oft fortschreitenden Verlauf nimmt.

3. der Unfall hat auf das schon bestehende Leiden verschlimmernd oder beschleunigend eingewirkt,
4. der Unfall hat das Leiden ausgelöst, woran bei einer Blutung in das Zentralnervensystem und auch bei einer Geschwulstbildung gedacht werden muss.

Ist direkt nach der Verletzung eine eingehende Untersuchung aller Organe unterlassen, so geschieht es häufig, dass alle Störungen, auch die durch das ältere Leiden bedingten, von den Kranken auf den Unfall geschoben werden. Doch hat das RVA. in einem Falle, bei welchem infolge von starker Verkalkung des ganzen Gefässnetzes des linken Auges plötzlich bei gewöhnlicher Betriebstätigkeit eine Blutung in das Auge eintrat, die Entschädigungspflicht der BG. abgewiesen, weil die Arbeit nur die zufällige Gelegenheit, nicht aber die Ursache für das Platzen der Blutader war.

Dass auch vielfach für Unfälle, welche gar nicht beim Betrieb erfolgt sind, die Unfallversicherung in Anspruch genommen wird, ist nicht wunderbar. In vielen Fällen gibt das Studium der Akten über die Vernehmung von Zeugen einen Anhalt zur Entscheidung. So verlangte ein Landwirt Unfallentschädigung, der auf der Treppe seines Hauses einen Unfall erlitten hatte, als er, um zum Mähen zu gehen, die Sense holen wollte. Das Reichsgericht wies ihn ab. In einem anderen Fall erlitt ein Lademeister, der seitens des Arbeitgebers von einem Geschäftsgang zurückgerufen wurde, auf dem Rückweg einen Unfall. Der Unfall wurde als entschädigungspflichtig angesehen, weil der Geschäftsgang innerhalb der Berufstätigkeit lag. Mannigfach werden akute Krankheiten einem Unfall ungerechtfertigter Weise zur Last gelegt. So konstatierte ich, dass eine spinale Kinderlähmung als Hitzschlag beim Betrieb aufgefasst und als entschädigungspflichtiger Unfall betrachtet wurde. Dagegen ist als Betriebsunfall vom Reichsversicherungsamt der Fall eines Chauffeurs einer Motor-Omnibus-Gesellschaft angesehen worden, der auf einer Endstation von einer verirrten, in einer anderen Strasse abgeschossenen Kugel getroffen wurde.

Infektionen mit Milzbrand, Rotz, Aktinomykose, welche durch Verletzungen entstanden sind, werden naturgemäss als Unfälle anerkannt; das gleiche ist der Fall, wenn bei Berufskrankheiten, welche an und für sich nicht entschädigungspflichtig sind, durch Hinzutreten einer Infektion eine neue Erkrankung mit Verschlimmerung der alten auftritt. Das Reichsversicherungsamt hat in neuerer Zeit auch manche Berufskrankeiten, wenn die Erkrankung sich auf ein kurz einwirkendes Ereignis zurückführen liess, als entschädigungspflichtig erklärt, so einen Fall von Wurmkrankheit bei einem Bergmann, der in einer kurzen Arbeitstätigkeit im Bergwerk die Infektion erlitten hatte, ferner in einem Fall von Cholera, an der ein Weichselflösser nach kurzer Tätigkeit auf dem verseuchten Kanal erkrankte. Skorbut der Seeleute, als Folge unzweckmässiger Ernährung wird gewöhnlich nicht als Betriebsunfall anerkannt; wenn aber durch ein Elementarereignis auf hoher See ein plötzlicher Notstand geschaffen wird, wodurch das Süsswaser brackig und die Nahrungsmittel verdorben werden, und Skorbut in der Folge auftritt, so ist dieser auf einen Unfall zurückzuführen. Ein Unfall wurde auch angenommen bei einem Kapitän, der nach vielstündiger angestrengter Leitung seines Schiffs während eines Sturms einen Herzschlag erlitt und starb. Weiterhin wurde der Verlust eines Seemanns auf hoher See, ohne dass Selbstmord nachgewiesen werden konnte, als Tod durch Betriebsunfall aufgefasst, weil die Schiffsmannschaft in der Regel jederzeit als im Dienst befindlich zu gelten hat. Auch Unfälle bei Lebensrettung im Dienst sind entschädigungspflichtig. Hier wird die Gewaltsamkeit eines Naturereignisses im Betrieb dem Unfall gleichgesetzt. Dagegen wurden die Ansprüche wegen Todes an Beriberi abgelehnt, während in einem besonderen Fall für den Tod eines Kapitäns an Gelbfieber, dessen Entstehung als Folge plötzlich notwendig gewordener Umtrimmens des Ballastes in einen verseuchten Hafen angenommen wurde, die Entschädigungspflicht anerkannt wurde. Fälle von Blitzschlag während der Betriebsarbeit mit Körperschädigung werden unter allen Umständen als Betriebsunfall betrachtet, nachdem Prof. Hergesell ausgeführt hat, dass überall, wo der Blitz einschlägt, eine erhöhte Blitzgefahr besteht. Blitzschläge in die Telefonleitung werden häufig als Ursache von Betriebsunfällen angegeben. Meist handelt es sich hier um funktionelle Störungen. Nur ganz vereinzelt lässt sich eine Ohrstörung nachweisen. Vielfach handelt es sich hier um Menschen, die von Haus aus nervös sind und durch eine kleine Störung das Gleichgewicht verlieren.

Man wird in solchen Fällen der Energielosigkeit nicht allzusehr nachgeben dürfen. Über Unfälle durch Einwirkung elektrischer Ströme dürfte selten ein Zweifel bestehen. Allerdings lassen sich nicht immer organische Störungen mit Sicherheit nachweisen.

Ein Hitzschlag, bei welchem die schädliche Mitwirkung der Hitze in einem verhältnismässig kurzen Zeitraum eintrat und durch die Betriebsarbeit stark vermehrt wurde, ist als Unfall anerkannt worden. Auch Erfrieren wurde gelegentlich unter besonderen Umständen als entschädigungspflichtig erklärt, ebenso Erkältung infolge siebenstündiger Arbeit im Schnee.

Diabetes melitus und Diabetes insipidus sind insbesondere nach Kopfverletzungen vielfach beobachtet worden. Vereinzelt wird auch ein schon vorher vorhandener Diabetes durch einen Unfall verschlimmert. Es ist das aber keineswegs immer der Fall. Die Schwierigkeit der Begutachtung liegt hier häufig in dem Mangel sorgfältiger Untersuchung vor dem Unfall. Erkrankungen der Lungen, des Rippenfells, des Herzbeutels und des Herzens nach Verletzungen der Brust sowie Überanstrengung, ebenso Lungenentzündungen nach anstrengender Arbeit und Erkältung sind häufig entschädigungspflichtig. Für viele innere Erkrankungen ist es von grösster Wichtigkeit, dass nicht nur die durch den Unfall entstandenen Leiden entschädigt werden, sondern auch eine Verschlimmerung bei dem Unfall schon vorhandener Leiden. Das ist insbesondere für die Tuberkulose, aber auch für andere Leiden von Bedeutung, so für Herzleiden, Magendarmerkrankungen usw.

In einzelnen Fällen wurden Magengeschwüre nach Bauchverletzungen und Verbrennungen beobachtet und als Unfälle anerkannt. Vielfach führen Verletzungen des Bauchs zu Blutungen, peritonitischen Verwachsungen und anschliessenden Störungen; diese möglichen Folgen wird der Arzt bei der Beurteilung solcher Fälle stets im Auge behalten müssen.

Bemerkenswert sind folgende Auffassungen des Reichsversicherungsamts: Ein Bergarbeiter, welcher im Beruf eine schwere Verletzung des linken Unterarms erlitten hatte, kam nach Jahren ausserhalb des Berufs zu Fall und zog sich eine Ausrenkung des Arms mit Quetschung zu. Der Unfall wurde infolge der seit dem ersten Unfall bestehenden Unbeholfenheit und des dadurch bedingten Falles als Verschlimmerung des ersten Unfalls betrachtet. Ein Epileptiker, der als landwirtschaftlicher Arbeiter beschäftigt war, stürzte in einen Wassergaben und ertrank. Die Gefahr des Betriebes wurde als wesentlich mitwirkende Ursache des Todes betrachtet.

Berufskrankheiten werden, wie oben erwähnt, einstweilen nicht den entschädigungspflichtigen Unfällen gleichgestellt. Doch ist eine Lungenentzündung, welche ein Kalkbrenner infolge Einatmens von Kalkstaub akquirierte, als Unfall anerkannt worden, weil das Einatmen sich auf einen kurzen Zeitraum beschränkte. Kohlenoxidgas- und Kloakengasvergiftung mit ihren Folgen wurden als entschädigungspflichtiger Unfall angesehen, ebenso Vergiftungen mit schwefliger Säure, Phosphoroxychlorid, nitrosen Gasen, Nitroanilin, Benzol, Schwefelwasserstoff. Als wichtiger Punkt für die Anerkennung kommt in Betracht, dass akute Erscheinungen einer plötzlichen Vergiftung (Unruhe, Aufregung, Reizung der Schleimhäute, Schwindel, Zuckungen, Kopfschmerzen, vielfach Erbrechen, Delirium) vorhanden waren. Mit der immer grösseren Ausdehnung der Industrie dürften derartige Vergiftungen sich noch mehren.

Von Einwirkungen psychischer Art kommen die Schreckneurosen in Betracht, welche infolge eines drohenden aber nicht erfolgten Eisenbahnzusammenstosses bei dem Lokomotivführer, Heizer oder einem anderen Bediensteten gelegentlich entstanden sind. Den Schreckneurosen zugerechnet und als entschädigungspflichtig hat das Reichsversicherungsamt einen Fall erklärt, bei dem ein Arbeiter beauftragt wurde, kadaverös riechendes Blut und Leichenteile eines Verunglückten mit Lysol zu übergiessen. Der Arbeiter beschuldigte eine Lysolvergiftung als Ursache von nervösen Störungen, während Prof. Levin eine durch Schrecken hervorgerufene Störung annahm. In einem von Placzeck mitgeteilten Fall erlitt ein herzkranker Patient dadurch eine schwere Schädigung, dass ein blutüberströmter Mann Nachts plötzlich vor seinem Bett stand. Er war von einem Einbrecher verletzt worden. Stundenlang lebte der Herzkranke in grosser Angst, und es trat dann plötzlich eine schwere Herzinsufizienz mit Herzdilatation, asthmatischen Anfällen und Herzgeräuschen ein. Das Ereignis wurde einem Unfall gleichgesetzt und als entschädigungspflichtig anerkannt.

Eine grosse Rolle spielen nach Unfällen funktionelle Erkrankungen des Nervensystems, die häufig als traumatische

Neurose bezeichnet werden. Es unterliegt keinem Zweifel, dass die Diagnose häufig unbegründet und nur auf nervöse Klagen des Patienten hin gestellt wird. Auch bei diesen Erkrankungen darf sich die Diagnose nur auf einer sorgfältigen Untersuchung aufbauen. Es kann auch keinem Zweifel unterliegen, dass auf diesem Gebiet vielfach Übertreibungen vorkommen, dass die Rentensucht eine grosse Rolle spielt, ja dass die soziale Gesetzgebung der Rentensucht beträchtlichen Vorschub geleistet hat. Wissenschaftlichkeit und Geduld sind die Hauptmittel, welche bei Simulation sowie bei den Gemischen von Krankheit und Simulation zum Ziel führen (Thiem). Gemische von Simulation und Krankheit sind jedenfalls viel häufiger als reine Simulation. Der um Anerkennung seiner Beschwerden kämpfende Kranke glaubt häufig noch einiges hinzutun zu müssen. Der Arzt muss im Auge behalten, dass bei Kranken, welche mehrfach Traumen erlitten haben, oder welche von Haus aus sehr sensibel und nervös, für ein besonderes Ereignis nicht genug Widerstandskraft hatten, Jahre hindurch dauernde nervöse Störungen an einen Schrecken oder Unfall sich anschliessen können. In derartigen Fällen ist die Kontrolle der Herztätigkeit unter den verschiedensten Bedingungen häufig ein guter Massstab für die Beurteilung.

Ob den Verletzten bei dem Betriebsunfall ein Verschulden trifft, kommt für die Entschädigung nicht in Betracht. Nur vorsätzlich herbeigeführte Unfälle sind nicht entschädigungspflichtig. Gelegenheits- und Gefälligkeitsverrichtungeu, die ein Arbeiter im Betrieb ausführt, gelten in der Regel als zum Betrieb gehörig, ebenso sind häusliche und andere Dienste, zu denen der Versicherte vom Betriebsunternehmer aufgefordert wird, der Versicherung zuzurechnen. Auch Unfälle, welche in Arbeitspausen im Gefahrenbereich des Betriebs auftreten, sind entschädigungspflichtig, während für Unfälle aus Gefahren des gewöhnlichen Lebens, ausserhalb der Betriebstätigkeit, keine Entschädigungspflicht besteht.

Vielfach ist der Unfall von ungünstigen Folgen begleitet, welche weitere schädliche Wirkungen auf den Verletzten ausüben; diese Wirkungen und ihre Folgen sind, wie eine oben angeführte Entscheidung des RVA. gezeigt hat, dem Betriebsunfall gleichzusetzen. Doch ist dies nicht der Fall, wenn der Verletzte durch ungeeignetes Verhalten (Trunkenheit, vorschriftswidrige Benutzung von

Heilmitteln) sich die Verschlimmung zugezogen hat. Die Behandlung durch einen Kurpfuscher, dem der Versicherte Vertrauen schenkt, kann aber nicht als völlig ungeeignetes Verhalten betrachtet und der Entschädigungsanspruch deshalb abgelehnt werden.

b) Ärztliche Behandlung und Heilverfahren.

Vielfach tritt der Unfallverletzte in die Behandlung seines Arztes lange bevor der Fall der Berufsgenossenschaft übergeben ist. In der Hand dieses Arztes liegt zum grossen Teil das Schicksal des Verletzten. Der Arzt, welcher zu einem Unfall zugezogen wird, muss, um einige Beispiele anzuführen, wissen, dass bei Impressionen des Schädeldaches mit halbseitigen Lähmungen oder Bewusstlosigkeit mit der Trepanation nicht gezögert werden darf, um die Hirnrinde von dem Druck des Knochens und einem häufig vorhandenen Bluterguss zu befreien; er muss sich bemühen, die notwendigen chirurgischen Eingriffe möglichst bald vorzunehmen, um den günstigen Augenblick zur Operation nicht zu versäumen; er muss bei Fingerverletzungen und notwendigen Operationen daran denken, dass eine Wiederherstellung mit möglichster Leistungsfähigkeit das Ziel ist, dass steife und empfindliche Fingerstümpfe für den Arbeiter viel schlimmer sind, als der Verlust eines oder mehrerer Finger; er muss wissen, dass bei Brüchen des Arms der Gipsverband von Übel ist, indem Lähmungen und dauernde Versteifungen mit Muskelatrophie und Sehnenverkürzung die Folgen sein können; er muss bedenken, dass durchtrennte Nerven schleunigst vernäht werden müssen, soll nicht eine dauernde Lähmung die Folge sein; er muss wissen, dass bei Lähmungen mit Entartungsreaktion die Anwendung des faradischen Stroms ein Missgriff ist, da dadurch nur die Antagonisten erregt und zur Verkürzung veranlasst werden, wodurch die Lähmung nur noch schlimmer wird; er muss wissen, dass bei vielen inneren Verletzungen grosse Ruhe und Beruhigung mit Anwendung entsprechender Mittel am Platze ist; er muss wissen, dass die Behandlung der Psyche des Kranken häufig ebensoviel wert ist, als diejenige des Körpers. Wer einem Schwerverletzten sagt, er wisse nicht, was alles daraus werden könne, macht sich nicht klar, dass ein solcher Ausspruch dem Verletzten allen Mut zu nehmen vermag. Die leichtfertig hingeworfene Diagnose „traumatische Neurose“ hat schon viel Unheil angerichtet. Der Arzt muss aber auch wissen, dass er, wo sein technisches Können als Arzt nicht ausreicht, nötigenfalls den Patienten in spezialärztliche Behandlung oder in ein Krankenhaus überweisen muss. Unter allen Umständen muss er aber neben dem Befund der eigentlichen Verletzung sofort oder möglichst bald eine eingehende Untersuchung des gesamten körperlichen und geistigen Zustandes vornehmen.

Die Unkenntnis und Unerfahrenheit mancher Ärzte in den Gebieten der chirurgischen und inneren Unfallerkrankungen hat zweifellos viel geschadet und tut es noch jetzt, bis durch die Staatsregierung für eine hinreichende Ausbildung der Ärzte in diesen wichtigen Disziplinen gesorgt ist.

Der Arzt, welcher einen Klienten der Berufsgenossenschaft in Behandlung nimmt, hat die besondere Aufgabe, ausser der genauesten Untersuchung und Behandlung auch die Ergebnisse dieser aufzuzeichnen. Gewinnt die Berufsgenossenschaft aus dem Bericht des Arztes über die Verletzung mit ihren Folgen und die eingeleitete Behandlung die Überzeugung, dass für den Klienten bestens gesorgt ist, so wird sie diesen in den meisten Fällen in der Behandlung des seitherigen Arztes belassen.

Häufig ist die Behandlung im Krankenhaus dringend erforderlich, weil zu Hause die Möglichkeit einer rationellen Behandlung nicht vorhanden ist. Vielfach ist der Arzt nicht in der Lage, die notwendige Kontrolle über Verbände und den Heilungsverlauf auszuüben; in anderen Fällen findet eine ungünstige Beeinflussung durch die Familie oder gute Freunde statt, welche den Patienten häufig veranlassen, mehr an die durchaus erforderliche Entschädigung, als an die erstrebenswerte Heilung und Arbeitsfähigkeit zu denken. Am rationellsten wäre es, wenn jedem Arzt ein Krankenhaus mit genügenden Einrichtungen für Diagnose und Behandlung zur Verfügung stände, da dann die Berufsgenossenschaft den Verletzten nur mit seiner Zustimmung in eine andere Krankenanstalt verbringen kann.

Von grösster Wichtigkeit ist, wie oben schon erwähnt, die Beeinflussung der Psyche des Kranken. Die Entstehung der traumatischen Hysterie oder Neurasthenie beruht zum Teil in ungünstigen psychischen Einflüssen, bei lange bestehender Untätigkeit. Je mehr diese Faktoren ausgeschaltet werden, um so besser. Alle diese Gesichtspunkte haben dazu geführt, dass eine frühzeitige Übernahme des Heilverfahrens durch die Berufsgenossenschaften diesen als zweckmässig und rechnerisch günstiger erschien, trotzdem dasselbe zunächst kostspieliger ist.

Das Reichsversicherungsamt hat deshalb folgende Leitsätze für das Heilverfahren aufgestellt:

„Schon in der Wartezeit bis über die dreizehnte Woche hinaus muss ein möglichst auf die Wiederherstellung der Gebrauchsfähigkeit gerichtetes Heilverfahren eingeleitet werden. Insbesondere sollen die Berufsgenossenschaften in der Regel, soweit nicht die Krankenkassen ausreichend eingreifen, die Fürsorge für die Verletzten übernehmen: bei offenen Knochenbrüchen sowie bei geschlossenen Brüchen grosser Röhrenknochen, der Wirbelsäule und des Beckens sowie solche in der Nähe von Gelenken (abgesehen von Wadenbein- und Knöchelbrüchen), bei Brüchen der Hand- und Fusswurzelknochen, der Grundgliedknochen der Finger, bei Verrenkungen und Verstauchungen grosser Gelenke, bei Verletzungen innerer Organe, wichtiger Nervenstämme und Sehnen, bei schweren Infektionen und Verbrennungen, bei Augenverletzungen und drohendem Milzbrand, sowie bei Auftreten nervöser Erscheinungen, welche die Entwicklung eines Nervenleidens befürchten lassen.

Ausser der sorgfältigen Untersuchung (Röntgenuntersuchung, Spezialarztzuziehung) kommt für die Überweisung in Betracht, dass alle modernen Hilfsmittel vielfach nur in gut ausgestatteten Heilanstalten vorhanden sind. Dabei soll aber auf den erstbehandelnden Arzt alle Rücksicht genommen werden, welche mit dem Ziele einer möglichst schleunigen und vollkommenen Heilung und Herstellung zu vereinbaren ist. Viele Ärzte stellen auch aus eigener Initiative den Antrag auf Überführung der Verletzten in ein Krankenhaus.

Wenn aber auch bei vielen dieser Erkrankungen die Übernahme des Heilverfahrens bessere Aussichten auf baldige Wiederherstellung bietet, so darf man doch nicht übersehen, dass der weite Transport von manchen Kranken Gefahren in sich schliesst. So sah ich einen Fall mit offenem Splitterbruch des Oberschenkels, der auf einem zweistündigen Transport sich verblutet hatte und kurze Zeit nach der Einlieferung in das Krankenhaus starb. Ob die Knochensplitter erst auf dem Transport die schwere Blutung ausgelöst hatten, oder ob vielleicht durch Umlegung eines Gummischlauchs um den Oberschenkel die schon vorhandene Blutung hätte gestillt werden können, liess sich nicht feststellen.

Dem Krankenhausarzt fällt vielfach in erweitertem Masse die oben schon skizzierte Aufgabe zu, mit allen Mitteln der modernen Diagnostik den vorliegenden Fall zu untersuchen und dann die entsprechende Behandlung einzuleiten. Naturgemäss ist er an die in der Einleitung geschilderten gesetzlichen Bestimmungen gebunden. Da der Unfallverletzte ebenso wie jeder andere Mensch Herr über seinen Körper ist, so kann er operative Eingriffe und die Anwendung der Narkose ablehnen. In der früheren Gesetzgebung war die Möglichkeit der Ablehnung durch Gesetz festgelegt. Es hat sich aber im Laufe der Jahre gezeigt, dass manche Patienten den kleinsten chirurgischen Eingriff und eine Narkose zur rascheren Wiederherstellung und zur Erlangung einer grösseren Funktionstüchtigkeit ablehnten, um infolge ungünstigeren Verlaufs eine höhere Rente zu erlangen. In der Reichsversicherungsordnung haben Operation und Narkose keinen Platz gefunden. Dagegen heisst es in § 606: Hat der Unfallverletzte eine Anordnung, die das Heilverfahren betrifft, ohne gesetzlichen oder sonst triftigen Grund nicht befolgt, und wird dadurch seine Erwerbsfähigkeit ungünstig beeinflusst, so kann ihm der Schadenersatz auf lange Zeit ganz oder teilweise versagt werden, wenn er auf die Folgen hingewiesen ist.

Es ist Sache des Arztes, einem Patienten die Notwendigkeit eines bestimmten Heilverfahrens, einer Narkose, einer Operation mitzuteilen und ihn auf die nachteiligen Folgen der Verweigerung aufmerksam zu machen. Allerdings braucht der Patient zu grossen lebensgefährlichen Operationen seine Einwilligung nicht zu geben; aber bezüglich kleinerer Operationen und der Narkose liegt eine Entscheidung des Reichsgericht vor, dass in Fällen von Privatversicherung der Patient zur Wiederherstellung seiner Gesundheit keine Operation zurückweisen darf, welcher ein vernünftig denkender Mensch ohne weiters sich unterziehen würde. Weist der Klient einer privaten Versicherungsgesellschaft die Ausführung einer derartigen Operation zurück, so gehen seine weiteren Ansprüche an die Versicherungsgesellschaft verloren.

Der gleiche Gesichtspunkt dürfte auch bei der Rechtsprechung im Gebiete der Unfallversicherung im Laufe der Zeit Geltung erlangen.

Am besten ist es, wenn eine notwendige Operation tunlichst direkt nach dem Unfall ausgeführt wird, da ein Kranker alsdann viel leichter seine Zustimmung gibt.

Grosse Schwierigkeiten macht die Bekämpfung der traumatischen Hysterie. Die Versicherten haben sich häufig so sehr ihren funktionellen Beschwerden hingegeben und sind von der völligen Arbeitsunfähigkeit so fest überzeugt, dass eine Behandlung auf grosse Schwierigkeiten stösst. Dazu kommt, dass dieselben vielfach die Zukunft in trübem Lichte sehen und nur von einer hohen Rente eine geringe Entschädigung für alle Leiden und ihre Arbeitsunfähigkeit erwarten. Stossen sie dann auf begründete ärztliche Zweifel, so fühlen sie sich beeinträchtigt und versuchen mit allen Mitteln, ihr vermeintliches Recht zu erkämpfen. Neben der symptomatischen Behandlung kommt in solchen Fällen der psychischen eine wesentliche Bedeutung zu. Häufig gelingt es, den Patienten Übertreibungen und Täuschungsversuche nachzuweisen und, ohne ein Wort des Tadels, ärztlichen Einfluss zu gewinnen. Das beste wäre, wenn die Unfallentschädigungsfrage bei derartigen Fällen gar nicht aufgerollt zu werden brauchte, wie z. B. in den Hoechster Farbwerken. Dort erhalten die betreffenden ihren seitherigen Lohn weiter und werden, sobald es geht, mit minimaler Arbeit beschäftigt. Auch aus Berlin liegen entsprechende günstige Erfahrungen vor. Leider lässt sich ein derartiges Verfahren nur in wenig Betrieben durchführen. In Steinbrüchen, Bergwerken, Hüttenanlagen usw. scheint es völlig unausführbar zu sein.

Darin stimmen aber alle Ärzte überein, dass eine über Jahre ausgedehnte Behandlung derartiger Fälle keinen Nutzen, sondern eher Schaden bringt. Die Fälle sollen nur so lange im Krankenhause oder in ärztlicher Behandlung bleiben, als es unbedingt erforderlich ist. Am besten gestaltet sich der Verlauf, wenn sie direkt nach Entlassung aus der Behandlung eine ihnen angemessene Beschäftigung übernehmen können. Aufgabe des Arztes ist es mit allen Kräften darauf hinzuwirken. In manchen Fällen hat es sich bewährt, wenn den Genesenden schon im Krankenhaus eine kleine Arbeit gegen besondere Vergünstigungen (eine Flasche Bier usw.) übertragen wird. Der Arzt gewinnt dann auch ein gewisses Urteil über die Leistungsfähigkeit. Leider fehlt es an Einrichtungen, Kolonien usw., in denen Unfallverletzte ihre verbliebene Arbeitskraft verwenden können.

Zum Schlusse sei erwähnt, dass die Genossenschaft jederzeit ein neues Heilverfahren eintreten lassen kann, wenn zu erwarten ist, dass es die Erwerbsfähigkeit erhöht.

c) Die Beurteilung der Erwerbsbeschränkung.

Die Bestimmung des Grades der Erwerbsunfähigkeit ist nach einer Entscheidung des Reichsversicherungsamtes nicht Sache des Arztes, sondern der einschlägigen Organe der Berufsgenossenschaften. Der Arzt müsste darnach nur die durch den Unfall hervorgerufenen Folgen schildern und das Weitere der Genossenschaft überlassen. Tatsächlich wird aber meist von den begutachtenden Ärzten eine prozentuale Abschätzung der Unfallfolgen gewünscht. Naturgemäss gibt es Fälle, in welchen die Beurteilung der Erwerbsbeschränkung viel richtiger von Berufsgenossen des Verletzten und somit von der Berufsgenossenschaft erfolgt, da diese die Folgen einer vorhandenen Störung besser zu übersehen vermögen. Wie wenig manche Verletzungen die Erwerbsfähigkeit zu beeinträchtigen pflegen, haben ältere und neuere Erfahrungen genügend gezeigt. So bedingt für viele Berufe der Verlust einzelner Fingerglieder und selbst Finger keine dauernde Beschränkung der Erwerbsfähigkeit. Aber auch grössere Defekte werden häufig ohne Einbusse an Lohn ertragen. Mit Recht stellen deshalb die Berufsgenossenschaften Recherchen über die Leistungsfähigkeit und den Arbeitsverdienst der Unfallverletzten in späterer Zeit an.

Als völlig erwerbsunfähig betrachtet das Reichsversicherungsamt denjenigen, „welcher unter Berücksichtigung der besonderen Umstände des Falls, der genossenen Vorbildung und seiner körperlichen und geistigen Kräfte ausserstande erachtet werden muss, sich durch Arbeit noch ein Verdienst zu schaffen“. Etwaige im Hause geleistete Arbeit wird nicht als Verdienst gerechnet, selbst wenn der Verletzte an Stelle der Frau die Aufsicht über Küche und Kinder übernimmt, und erstere ihre Berufstätigkeit ausserhalb des Hauses ausübt.

Als hilflos gilt nur der Verletzte, für dessen Pflege dauernd eine fremde Arbeitskraft angenommen werden muss, weil er zu den gewöhnlichen Verrichtungen aus eigener Kraft nicht imstande ist. Dabei bleibt es gleichgültig, ob die Hilfe durch Angehörige oder durch Fremde geleistet wird.

War aber der Verletzte zur Zeit des Unfalls bereits dauernd erwerbsunfähig, so beschränkt sich der zu leistende Schadensersatz auf freie ärztliche Behandlung, Arznei und sonstige Heilmittel. Wird ein solcher Verletzter infolge des Unfalles derart hilflos, dass er ohne fremde Wartung und Pflege nicht bestehen kann, so ist eine Rente bis zur Hälfte der Vollrente zu gewähren.

Soll auf Grund eines ärztlichen Gutachtens die Entschädigung abgelehnt oder nur eine Teilrente gewährt werden, so ist vorher der behandelnde Arzt zu hören, wenn er nicht schon ein ausreichendes Gutachten erstattet hat. Steht der behandelnde Arzt zu dem Versicherungsträger in einem nicht nur vorübergehenden Vertragsverhältnis, so ist auf Antrag ein anderer Arzt zu hören.

Während die Abschätzung der völligen Erwerbsunfähigkeit oder der Hilflosigkeit leicht ist, stösst die Beurteilung der teilweisen Erwerbsunfähigkeit auf mancherlei Schwierigkeiten. Als Massstab ist stets die jeweilige Erwerbsfähigkeit anzusehen, gegenüber dem Verdienst vor dem Unfall.

Dieser wird bei den gewerblichen Berufsgenossenschaften als Verdienst des einzelnen festgestellt. Bei diesem Verdienst hat der Arzt sich in der Regel nicht um die Frage zu kümmern, ob die Erwerbsfähigkeit des betreffenden schon vor dem Unfall verringert war, da dieser Rückgang schon im „Lohn" des einzelnen zum Ausdruck kommt. Doch kann sich der Rückgang der Erwerbsfähigkeit auch dadurch zeigen, dass der betreffende häufiger seine Tätigkeit unterbrechen musste. Diese Tatsache wird auch der Arzt bei entsprechendem Krankheitsbefund berücksichtigen müssen.

Anders liegt die Beurteilung bei denjenigen Berufsgenossenschaften, bei welchen das Durchschnittsverdienst der Rechnung zugrunde gelegt wird (wie in der landwirtschaftlichen und Seeunfall-Berufsgenossenschaft). Hier hat der Arzt zu erwägen, ob schon vor dem Unfall eine Erwerbsbeschränkung vorhanden war und hat diese gegebenenfalls unter sorgfältiger Anführung der schon vor dem Unfall vorhandenen Krankheitserscheinungen zu begründen.

Um die noch vorhandene Erwerbsfähigkeit beurteilen zu können, muss der Arzt sich bemühen, eine Einsicht in die verschiedenen Erwerbsmöglichkeiten zu gewinnen, da derjenige Teil von Arbeitskraft, welcher dem Verletzten auf dem gesamten Arbeitsmarkt zur Verfügung steht, dem Versicherungsträger nicht zur Last fällt. Allerdings kann eine Erwerbsfähigkeit noch nicht als wiedergekehrt betrachtet werden, solange die Wiederaufnahme der Arbeit eine Verschlimmerung des Zustandes befürchten lässt; weiterhin ist die Genossenschaft berechtigt, Verletzten für die Zeit unverschuldeter Arbeitslosigkeit infolge des Unfalls eine Teilrente bis zur Vollrente zu erhöhen.

Alle diese Punkte sind bei der technischen Beurteilung auf dem Gebiet der Unfallversicherung zu berücksichtigen. Weiterhin sind bei der Beurteilung die Beziehungen aller vorliegenden Krankheitserscheinungen zu dem Unfall sorgfältig zu erwägen. Auf Grund der Vorgeschichte und des sorgfältigen objektiven Befundes hat der Arzt anzugeben, welche Störungen dem Unfall zur Last fallen, und welche Störungen unbeeinflusst vom Unfall bestehen. Dabei ist zu berücksichtigen, dass die Versicherung körperliche und seelische Schmerzen nicht betrifft, sondern nur das versicherte Rechtsgut der Erwerbsfähigkeit.

So stellt jeder zu beurteilende Fall an den Arzt eine Reihe von Fragen, die zum Teil nur unter Berücksichtigung des Einzelfalls zu beantworten sind. Doch liegen eine Anzahl Entscheidungen der Spruchgerichte und des Reichsversicherungsamtes vor, die dem ärzlichen Begutachter einen Anhaltspunkt für die Schätzung der Erwerbsbeschränkung geben. Ich entnehme den verschiedenen Entscheidungen und Thiem's Tabellen folgende Schätzungen. Doch handelt es sich hierbei nur um einen Anhaltspunkt, von dem Abweichungen auf Grund des Einzelfalls notwendig werden können.

	Prozent
Verlust eines Auges	20—30
„ beider Augen	100
Einseitige mässige Schwerhörigkeit	0

	Prozent
Doppelseitige mässige Schwerhörigkeit . . .	10
Einseitige stärkere Schwerhörigkeit	10
Doppelseitige „ „	bis 40
Einseitige völlige Ertaubung	20
Doppelseitige „ „	50—60
Bei gleichzeitigen Gleichgewichtsstörungen durch Labyrintherkrankung	20—30
Verlust beider Hände, Arme, Füsse oder Beine oder eines Armes **und** eines Beines . . .	100
Verlust des Armes, rechts	66$^{2}/_{3}$—75
„ „ „ links	60—70
Verlust der Hand, rechts	60—66$^{2}/_{3}$
„ „ „ links	50—60
Verlust des Daumens mit Mittelhandknochen	30—33$^{1}/_{3}$
Verlust des Daumens bei beweglichen Mittelhandknochen	25—30
Daumenverlust, rechts	25—30
„ links	20—25
Zeigefingerverlust, rechts	15—18
„ links	12—15
Mittelfingerverlust, rechts	10—18
„ links	10—15
Ringfingerverlust, rechts / „ links	0—10
Verlust des kleinen Fingers	0—10
Verlust der Kuppe des rechten Daumens . .	0
Teilweise Steifheit des rechten Daumens . .	10
Steifigkeit des rechten Daumens und Zeigefingers	25
Atrophie mit Verkrümmung von Daumen, Zeigefinger und Mittelfinger mit Geschwürbildung	40
Gebrauchsunfähigkeit der rechten Hand . .	60
Verlust eines Beines oberhalb des Knies . .	75
Verlust eines Beines mit beweglichem Knie .	50—66$^{2}/_{3}$
Verlust eines Fusses	50
Verlust der grossen Zehe	0—10
Verlust einer der übrigen Zehen	0

	Prozent
Verlust sämtlicher Zehen	20—33 1/3
Leicht zurückzuhaltender Eingeweidebruch .	10
Leicht zurückzuhaltender doppelseitiger Eingeweidebruch	15—20
Einfache Lageveränderung der Gebärmutter .	20—25

Grössere Schwierigkeit bietet die Beurteilung innerer Erkrankungen. Für schwere Neurasthenie infolge einer Rückenverletzung hat das Reichsversicherungsamt gelegentlich eine Rente von 50 % bewilligt. In einfacheren Fällen dürfte eine solche nach Ablauf der ersten Erscheinungen zu hoch sein oder höchstens als Übergangsrente in Betracht kommen. [Rentenhysterie als solche wird nicht entschädigt.] Bei Lähmungen wird der Verlust an Arbeitsfähigkeit mit Berücksichtigung des Ausfalls an Brauchbarkeit der Glieder zu schätzen sein. An Lungen- und Herzerkrankungen Leidende sind oft längere Zeit nach dem Unfall völlig erwerbsunfähig. Das gleiche ist öfters bei Magenerkrankung der Fall. Bestand zur Zeit des Unfalls ein anderes Leiden, welches die Erwerbsfähigkeit seither nicht beschränkte, aber durch die Folgen des Unfalls sich stärker bemerkbar macht und dadurch für die Arbeitsleistung von Bedeutung wird, so muss diesem Umstand in der Schätzung der Unfallfolgen Rechnung getragen werden.

In vielen Fällen ist der Zustand der Erwerbsbeschränkung kein dauernder; häufig bessert sich der anfängliche Krankeitszustand, seltener tritt eine Verschlimmerung der Unfallfolgen ein. Das Gesetz hat diese Möglichkeiten vorgesehen. Tritt in den Verhältnissen, welche für die Feststellung der Entschädigung massgebend waren, eine wesentliche Änderung ein, so kann eine neue Feststellung getroffen werden. Wie schon oben erwähnt, kann die Genossenschaft zur Erhöhung der Erwerbsfähigkeit des Unfallrentners jederzeit ein neues Heilverfahren eintreten lassen, und dieses kann auch von der Krankenkasse oder Ersatzkasse beantragt werden. Indessen rechtfertigen nur wesentliche Änderungen eine Herabsetzung der Rente; im allgemeinen sind Rentenänderungen um weniger als 10 % nur dann zulässig, wenn eine 5 %ige Rente auf Grund eines höheren zugrunde gelegten Lohnes einen verhältnismässig hohen Geldbetrag ausmacht, oder wenn die um 5 % geminderte Rente vermutlich eine dauernde ist.

Ebenso wie eine Besserung der Unfallfolgen möglich ist, kann auch eine Verschlimmerung eintreten. Der Anspruch auf Erhöhung oder Wiedergewährung einer Rente (wegen Änderung der Verhältnisse) ist bei dem Versicherungsträger oder dem Versicherungsamt anzumelden. Letzteres gibt denselben weiter.

Bei der ärztlichen Untersuchung zwecks neuer Feststellung der Unfallfolgen hat der Arzt nach Erhebung des genauen Befundes diesen mit den früheren Untersuchungsergebnissen und dem früheren Gutachten zu vergleichen, welche für die letzte Rentenfeststellung massgebend waren. Bei gleichen Untersuchungsmethoden lässt sich hieraus meist ein zutreffendes Urteil gewinnen, auch wenn die Begutachtung seitens verschiedener Ärzte erfolgt ist. Sind in dem Gutachten, welches für die letzte Feststellung massgebend war, wichtige Untersuchungen nicht angestellt oder die Ergebnisse nicht mitgeteilt, so kann die Beurteilung recht schwierig sein. Es muss dann vielfach auf die allgemeine Beurteilung und die zweifelhaften subjektiven Klagen zurückgegriffen werden. Zur Vermeidung solcher Schwierigkeiten ist es dringendes Erfordernis, dass jede Untersuchung vollständig durchgeführt und die Befunde in den Gutachten niedergelegt werden. Vereinzelt kommt es natürlich vor, dass weder bei der Untersuchung für die frühere Rentenfeststellung noch bei der Nachuntersuchung ein wesentlicher krankhafter Befund festgestellt werden kann. Es sind dann die allgemeine Körperbeschaffenheit, das Gewicht, das Aussehen, die Beschwielung der Hände gegenüber dem früheren Gutachten zu berücksichtigen. Für die Beurteilung einer Besserung kann auch die Frage des Lohns und Arbeitsverdienstes herangezogen werden. Allerdings ist dieser nicht immer massgebend, da manche nervös Kranke sich nur schwer zur Arbeit entschliessen, trotzdem ein mehr oder weniger grosser Teil der Arbeitsfähigkeit wieder zurückgekehrt ist. Die von Windscheid in einzelnen Fällen vorgeschlagene Rentenkürzung als Heilmittel ist gesetzlich nicht zulässig. Aber wenn der Arzt die Überzeugung hat, dass der betreffende Kranke einen gewissen Grad von Erwerbsfähigkeit wiedererlangt hat und diese Anschauung eingehend begründet, so werden die Berufsgenossenschaften und die höheren Instanzen nur selten ein sehr abweichendes Urteil sprechen. Allerdings habe ich es erlebt, dass ein männlicher Hysterikus durch seine Klagen und ständiges Hüsteln sich einige Jahre bei dem Schiedsgericht die Vollrente erkämpfte. Später zeigte sich, dass er gut zu $^2/_3$ arbeitsfähig war.

Eine wesentliche Änderung ist auch dann anzunehmen, wenn der Verletzte sich an den Gebrauch eines verletzt gewesenen Gliedes, oder an dessen Verlust durch besseren Gebrauch der verbliebenen Glieder gewöhnt hat. Bei eingetretener Verschlimmerung oder bei gleichgebliebener Erwerbsbeschränkung ist aber auch zu prüfen, ob die letztere noch auf Unfallfolgen beruht. Gewiss muss, wie Seelmann ausführt, berücksichtigt werden, dass beispielsweise bei einem 60jährigen Mann infolge einer Schädelverletzung eine frühzeitige Altersschwäche eintreten kann, und dass alsdann auch diese dem Unfall zur Last fällt. Es gibt aber auch Fälle, bei welchen schon vor dem Unfall deutliche Krankheitserscheinungen vorhanden waren, die durch den Unfall keine Verschlimmerung erfuhren. Während nun die Unfallfolgen, ein Knochenbruch, eine Lungenaffektion, langsam ausheilen, kann eine schon vor dem Unfall vorhandene Arteriosklerose, oder ein anderes Leiden langsam voranschreiten und zu frühzeitiger Altersschwäche, oder zu einem Gehirnschlag infolge von Blutungs- oder Erweichungsherden führen. Es wäre sicher ungerechtfertigt, diese Folgen einer schon vor dem Unfall vorhandenen und durch ihn nicht beeinflussten Krankheit diesem zur Last zu legen.

Die Renten werden innerhalb der ersten beiden Jahre nach dem Unfall in der Regel als vorläufige, später als dauernde bezeichnet. Die Festsetzung der letzteren setzt eine Änderung der Verhältnisse nicht voraus. Die Dauerrente wird spätestens mit Ablauf von zwei Jahren nach dem Unfall festgesetzt. In den ersten zwei Jahren nach dem Unfall darf wegen einer Änderung im Zustand des Verletzten eine neue Feststellung jederzeit vorgenommen, oder beantragt werden. Ist jedoch innerhalb dieser Frist eine dauernde Rente rechtskräftig festgestellt worden, oder ist diese Frist abgelaufen, so darf eine neue Feststellung nur in Zeiträumen von einem Jahr vorgenommen oder beantragt werden. Diese Fristen können durch Übereinkommen jedoch gekürzt werden, werden aber durch ein neues Heilverfahren nicht berührt. Der Arzt hat sein Gutachten naturgemäss nach bestem Wissen und Gewissen abzugeben. Für manche Berufsgenossenschaften, besonders solche mit vielen Unfällen und schwieriger Erhebung der Beiträge ist, wie Thiem betont, die Unfallversicherungsfrage eine reine Geldfrage. Der hieraus naturgemäss sich ergebende Gegensatz zwischen den Wünschen der Berufsgenossenschaften und der Berechtigten darf den Arzt in keiner Weise in seinem zu erstattenden Gutachten beeinflussen. Er muss trachten, auf Grund seiner ärztlichen Kenntnisse den richtigen Weg zwischen den entgegenstehenden Interessen zu finden.

Ist bei teilweiser Erwerbsunfähigkeit eine Rente von 20 % oder weniger der Vollrente festgesetzt, so kann nach Anhörung des Versicherungsamts die Berufsgenossenschaft den Entschädigungsberechtigten auf seinen Antrag durch eine entsprechende Kapitalzahlung abfinden. Diese Abfindungen sind schon häufig für die Verletzten Veranlassung geworden, sich in erfolgreichster Weise einen neuen Beruf zu schaffen. Insbesondere auf die Fälle unkomplizierter Hysterie würde eine Abfindung häufig günstiger wirken, als der fortlaufende Rentenbezug. Ein Ausländer kann, falls er seinen Wohnsitz im Deutschen Reich aufgibt, mit seiner Zustimmung mit dem dreifachen Betrag der Jahresrente, ohne seine Zustimmung mit einem dem Wert seiner Jahresrente entsprechenden Kapital abgefunden werden.

d) Einspruchsverfahren.

Gegen die Entscheidung des Genossenschaftsvorstandes oder des Sektionsvorstandes kann binnen einem Monat Einspruch erhoben werden; der Berechtigte kann durch diesen persönliche Vernehmung vor dem Versicherungsträger oder dem Versicherungsamt beanspruchen.

Ist nicht schon durch den Versicherungsträger ein Arzt gehört worden, dem der Versicherte nach eigener Wahl seine Behandlung übertragen hat, so hat das Versicherungsamt auf den bei der Vernehmung zu stellenden Antrag des Versicherten das Gutachten eines bisher noch nicht gehörten Arztes einzuholen, wenn das Gutachten nach Ansicht des Versicherungsamtes für die Entscheidung von Bedeutung sein kann.

Auf Verlangen des Berechtigten ist in allen Fällen, wenn er die Kosten im voraus entrichtet, ein von ihm bezeichneter Arzt als Gutachter zu hören.

In früherer Zeit musste der Berechtigte, der eine Erhöhung seiner Rente beantragte, ein ärztliches Zeugnis über eine wesentliche Änderung zum Schlechteren vorlegen. Dieser Modus hat durch Täuschung und Irrtum der Ärzte viel Unerfreuliches gezeitigt. So hat ein Arzt bei einem Fall von traumatischer Hysterie, dem wohlwollenderweise eine 50 %-Rente zugebilligt war, ohne ein beweisendes Symptom anzuführen, das Bestehen eines Rückenmarksleidens attestiert und Vollrente beantragt. Solche Gutachten haben mir vielfach vorgelegen. Sie schädigen das Ansehen des betreffenden Arztes im speziellen und das Ansehen der Ärzte im allgemeinen, bringen aber ausserdem dem Kranken einen psychischen Schaden, der gar nicht zu berechnen ist. Gelegentlich haben sie auch zu Bestrafungen von Ärzten wegen Fahrlässigkeit geführt.

Nach der Reichsversicherungsordnung ist dieses früher verlangte Zeugnis nicht notwendig. Der Verletzte kann verlangen, dass er auf seinen Einspruch vor dem Versicherungsamt vernommen wird. Doch steht diesem keine Entscheidung zu. Es kann Ermittelungen anstellen, soweit dadurch keine erheblichen Kosten entstehen, auch Ärzte, wie oben erwähnt, hören, gibt aber dann die Akten mit allen Erhebungen und einer Äusserung zur Sache an den Versicherungsträger weiter. Handelt es sich um vorläufige Renten, so kann der Vorsitzende des Versicherungsamts die Angelegenheit erledigen; bei Antrag auf Veränderung einer Dauerrente muss das Versicherungsamt nach Abschluss der Ermittelungen in nicht öffentlicher Sitzung unter Zuziehung von je einem Vertreter der Arbeitgeber und der Versicherten mündlich verhandeln, wobei sich die Genossenschaft durch einen Vertrauensmann, oder ein Mitglied eines anderen Organs vertreten lassen, und der Berechtigte erwachsene Angehörige oder andere geeignete Personen als Beistand zuziehen kann. Doch dürfen der Vertreter der Genossenschaft und der Beistand des Berechtigten nicht zu solchen Personen gehören, welche das Verhandeln vor einer Behörde geschäftsmässig betreiben.

Das Versicherungsamt erstattet nunmehr sein Gutachten und zwar über alles, was für die Entschliessung des Versicherungsträgers von Bedeutung ist, sowie über etwaige Meinungsverschiedenheiten des Vorsitzenden, des Versicherungsamts und der Versicherungsträger.

Auf Grund dieses Gutachtens trifft der Versicherungsträger eine neue Entscheidung. Gegen diese steht dem Berechtigten binnen einem Monat Berufung an das Oberversicherungsamt zu.

Das Oberversicherungsamt (Beschlusskammer) wählt je für vier Jahre am Schlusse des letzten, in der Regel nach Anhören der zuständigen Ärztevertretung, aus seinem Bezirke die Ärzte aus, die es als Sachverständige nach Bedarf zuzieht. In Sachen der Unfallversicherung dürfen keine Ärzte als Sachverständige zugezogen werden, die in einem Vertragsverhältnis zu Trägern der Unfallversicherung stehen, oder von ihnen regelmässig als Gutachter in Anspruch genommen werden.

Auch an das Oberversicherungsamt kann ebenso wie an das Versicherungsamt seitens der Berechtigten der Antrag gestellt werden, einen bestimmten Arzt zu hören und das Oberversicherungsamt kann dem Antrag unter der Bedingung stattgeben, dass der Antragsteller die Kosten vorschiesst und sie, falls das Oberversicherungsamt nicht anders entscheidet, endgültig trägt.

Die ärztliche Begutachtung vor dem Schiedsgericht ist nicht immer leicht. Wenn nicht eingehende und begründete Gutachten vorliegen, deren Resultate leicht zu kontrollieren sind, so bleibt die Beurteilung nach einmaliger kurzer Untersuchung häufig eine oberflächliche. Ich habe deshalb als Vertrauensarzt des Knappschaftsschiedsgerichts in Bonn mit dem Herrn Vorsitzenden die Vereinbarung getroffen, dass die betreffenden Fälle einige Tage im Krankenhaus untersucht und beobachtet werden, und dann erst die Beurteilung vor dem Schiedsgericht statthat. Mancher vorangegangene Zweifel und Irrtum hat sich dadurch aufklären lassen.

Da das Oberversicherungsamt für viele Fälle die letzte Instanz sein wird, so muss die Rechtsprechung auf ganz besonders sorgfältiger Untersuchung aufgebaut werden.

Gegen die Entscheidung des Oberversicherungsamts ist ein Rekurs an das Reichsversicherungsamt oder Landesversicherungsamt nur unter gewissen Bedingungen möglich. Der Rekurs ist ausgeschlossen, wenn es sich handelt um:

1. Krankenbehandlung oder Hauspflege,
2. Rentenansprüche über frühere begrenzte und abgelaufene Zeiträume,
3. Heilanstaltspflege,
4. Angehörigenrente,
5. Sterbegeld,
6. vorläufige Renten,
7. Neufeststellung von Dauerrenten wegen Änderung der Verhältnisse,
8. Kapitalabfindung,
9. Kosten des Verfahrens.

Die Invaliden- und Hinterbliebenen-Versicherung.

Das Invaliditäts- und Altersversicherungsgesetz wurde in seiner ersten Fassung am 22. Juni 1889 vom Reichstag angenommen, erfuhr in der Folge mannigfache Änderungen und trat in neuer erweiterter Form gleichzeitig für die Hinterbliebenen als Teil der Reichsversicherungsordnung am 1. Januar 1912 in Kraft. Es handelt sich auch hier zunächst um eine Zwangsversicherung, welche vom vollendeten 16. Lebensjahre an versichert:

1. Arbeiter, Gehilfen, Gesellen, Lehrlinge, Dienstboten,
2. Betriebsbeamte, Werkmeister und andere Angestellte in ähnlich gehobener Stellung, sämtlich, wenn diese Beschäftigung ihren Hauptberuf bildet,
3. Handlungsgehilfen und Lehrlinge, Gehilfen und Lehrlinge in Apotheken,
4. Bühnen- und Orchestermitglieder ohne Rücksicht auf den Kunstwert der Leistungen,
5. Lehrer und Erzieher,
6. die Schiffsbesatzung deutscher Seefahrzeuge und die Besatzung von Fahrzeugen der Binnenschiffahrt.

Voraussetzung der Versicherung ist für alle diese Personen, dass sie gegen Entgelt beschäftigt werden, für die unter 2—5 Bezeichneten, sowie für Schiffer ausserdem, dass ihr regelmässiger Jahresarbeitsverdienst zweitausend Mark an Entgelt nicht übersteigt. Eine Beschäftigung, für die als Entgelt nur freier Unterhalt gewährt wird, ist versicherungsfrei. Liegt aber eine berufsmässige Lohnarbeit selbst mit geringem Verdienst in der Art vor, dass der betreffende durch diese Tätigkeit seinen Lebensunterhalt erwirbt, so liegt Versicherungspflicht vor. Stets muss es sich aber um die Leistung einer Arbeitskraft handeln. Wenn z. B. eine Grossmutter, die nie in versicherungspflichtiger Stellung war, als Wärterin bei den Enkeln sich versichern will, so liegt hier eine Umgehung des Gesetzes vor.

Auch auf dem Gebiet der Invaliden- und Hinterbliebenenversicherung ist dem Bundesrat eine Ausdehnung der Versicherungspflicht im allgemeinen oder in einzelnen Bezirken überlassen auf

1. Gewerbetreibende oder andere Betriebsunternehmer, die in ihren Betrieben regelmässig keine, oder höchstens einen Versicherungspflichtigen beschäftigen,
2. Hausgewerbetreibende ohne Rücksicht auf die Zahl ihrer hausgewerblich Beschäftigten.

Inwieweit Gewerbetreibende als Arbeitgeber für die hausgewerblich Beschäftigten und die Zwischenpersonen heranzuziehen sind, bestimmt ebenfalls der Bundesrat. Sodann ist eine freiwillige Selbstversicherung und eine freiwillige Weiterversicherung möglich.

Zur freiwilligen Selbstversicherung sind befugt:

Betriebsbeamte, Angestellte, Handlungsgehilfen und Lehrlinge, Bühnen- und Orchestermitglieder, Lehrer, Erzieher, sowie Schiffer, deren Jahresarbeitsverdienst 2000 M., aber nicht 3000 M., beträgt. Gewerbetreibende und andere Betriebsunternehmer, die höchstens zwei Versicherungspflichtige beschäftigen, sowie Hausgewerbetreibende und bestimmte versicherungsfreie Personen unter der Voraussetzung, dass sie das 40. Lebensjahr noch nicht überschritten haben.

Die freiwillige Weiterversicherung ist ohne Rücksicht auf das Lebensalter solchen Personen gestattet, welche aus einem die Versicherungspflicht begründendem Verhältnis ausscheiden. Die Bedeutung dieser freiwilligen Versicherung für unsere Bevölkerung hat heute noch nicht die genügende Beachtung erfahren, welche sie so sehr verdient.

Versicherungsfrei sind:

Beamte des Reichs, der Bundesstaaten, der Gemeindeverbände und der Versicherungsträger, sowie Lehrer und Erzieher an öffentlichen Schulen oder Anstalten während der Ausbildung zum Beruf oder bei Anwartschaft auf Pension im Mindestbetrag der Invalidenrente, sowie auf Witwen- und Waisenrente,

Personen des Soldatenstandes, welche dienstlich als Arbeiter beschäftigt werden,

Personen, welche während der wissenschaftlichen Ausbildung für ihren zukünftigen Beruf Unterricht gegen Entgelt erteilen,

Personen, welche eine reichsgesetzliche Invaliden- oder Hinterbliebenenrente beziehen oder invalide sind.

Auf seinen Antrag wird von der Versicherungspflicht befreit:

wem von dem Reiche, einem Bundesstaat, einem Gemeindeverband, einer Gemeinde oder einem Versicherungsträger, oder

wem auf Grund früherer Beschäftigung als Lehrer oder Erzieher an öffentlichen Schulen oder Anstalten Ruhegeld, Wartegeld oder ähnliche Bezüge im Mindestbetrage der Invalidenrente nach den Sätzen der I. Lohnklasse bewilligt sind, und daneben Anwartschaft auf Hinterbliebenenrente gewährleistet ist. Auf Antrag des Arbeitgebers können auch Beamte und Personen ähnlicher Stellung und Rechte, auch solche der landesherrlichen Hof-, Kameral- und ähnlicher Verwaltungen von der Versicherungspflicht befreit werden.

Weiterhin wird auf seinen Antrag von der Versicherungspflicht befreit, wer im Laufe eines Kalenderjahres Lohnarbeit nur in bestimmten Jahreszeiten für nicht mehr als zwölf Wochen, oder überhaupt für nicht mehr als fünfzig Tage übernimmt, im übrigen aber seinen Lebensunterhalt selbständig erwirbt, oder ohne Entgelt tätig ist.

Der Bundesstaat kann bestimmen, dass Ausländer versicherungsfrei sind, denen die Behörde den Aufenthalt im Inland nur für eine bestimmte Dauer gestattet. Ebenso kann der Bundesstaat bestimmen, wie weit vorübergehende Dienstleistungen versicherungsfrei bleiben.

Versicherungsanstalten.

Die Durchführung der Invaliden- und Hinterbliebenen-Versicherung wurde unter Mitwirkung der Landesverwaltung besonderen Versicherungsanstalten übertragen. Diese Versicherungsanstalten sind für weitere Kommunalverbände (Provinzen, Stadtkreis Berlin), oder für das Gebiet eines oder mehrerer Bundesstaaten, oder Teile desselben errichtet worden und haben infolge Umfangs der Geschäfte eine ausserordentliche Ausdehnung erfahren. Dem Vorstand gehören ausser den staatlich ernannten Mitgliedern auch Vertreter der Arbeitgeber und Arbeitnehmer in gleicher Zahl an. Jede Versicherungsanstalt hat einen Ausschuss von mindestens zehn Mitgliedern. Diese werden von den Versicherungsvertretern bei den Versicherungsämtern des Bezirks der Versicherungsanstalten, in getrennter Sitzung der Arbeitgeber und der Versicherten gewählt. Der Ausschuss wählt die nicht beamteten Vorstandsmitglieder und nimmt an der Verwaltung teil.

An Stelle der Versicherungsanstalten können nach Bestimmung des Bundesrats auf Antrag der zuständigen Stelle für Anstalten des Reiches, eines Bundesstaats oder eines Gemeindeverbandes Sonderanstalten treten, deren Leistungen den Versicherungsanstalten mindestens gleichwertig sein müssen. Als Beispiel sei die Sonderanstalt der Seeberufsgenossenschaft erwähnt.

Aufbringung der Mittel.

Die Mittel für die Invaliden- und Hinterbliebenen-Versicherung werden von den Arbeitgebern, von den Versicherten und vom Staate aufgebracht. Arbeitgeber und Versicherte zahlen laufende Beiträge zu gleichen Teilen, das Reich trägt für die in jedem Jahre tatsächlich gezahlten Renten, Witwengelder und Waisenaussteuern Zuschüsse. Der Gemeindeverband oder die oberste Verwaltungsbehörde bestellen die Beamten. Die Höhe der Beiträge ist für alle Versicherungsanstalten einheitlich; sie wird vom Bundesrat jeweils auf zehn Jahre festgesetzt. Dieselbe ist so bemessen, dass der Wert aller künftigen Beiträge samt dem Vermögen den Betrag deckt, der nach Wahrscheinlichkeitsrechnung mit Zins und Zinseszins erforderlich ist, um alle zukünftigen Aufwendungen der Versicherungsanstalten zu bestreiten.

Irrtümlich geleistete Beiträge werden zurückerstattet.

Die Beiträge werden als Wochenbeitrag nach der Höhe des Jahresarbeitsverdienstes erhoben, in der Art, dass die Versicherungsanstalten Marken mit der Bezeichnung der Lohnklasse und des Geldwerts ausgeben. Diese Marken werden in die Quittungskarte des Versicherten eingeklebt, welche für mindestens 52 Wochenmarken Raum hat und binnen zwei Jahren nach dem Tage der Ausstellung zum Umtausch eingereicht werden muss. Die Marken müssen am letzten Tage der Woche oder bei anderem Arbeitsvertrag bei Ablauf der Beschäftigung entwertet werden.

Der Arbeitgeber, welcher den Versicherten während der Beitragswoche beschäftigt hat, hat für sich und diesen den Beitrag zu entrichten. Er kann den auf den Versicherten entfallenden Betrag vom Lohn abziehen. Auch der Versicherte kann die vollen Beiträge entrichten. Der Arbeitgeber hat ihm die Hälfte der gesetzlichen Beiträge zurückzuerstatten, wenn die Marke vorschriftsmässig entwertet ist. Freiwillig Versicherte haben die Marken auf eigene Rechnung einzukleben. Doch kann auf Anordnung der obersten Verwaltungsbehörde und nach Anhören der Versicherungsanstalt das Einziehen der Beiträge auch durch Krankenkassen oder örtliche Hebestellen der Versicherungsanstalten erfolgen.

Nach der Höhe des Jahresarbeitsverdienstes sind folgende Lohnklassen gebildet:

I.	Lohnklasse	bis 350 M.	16 Pf.
II.	„	von 350—550 M. . . .	24 „
III.	„	„ 550—850 „ . . .	32 „
IV.	„	„ 850—1150 M. . .	40 „
V.	„	über 1150 M.	48 „

Der Verkauf dieser Marken erfolgt durch die Postämter.

Militärdienst und Krankheitszeiten (für die Niederkunft werden acht Wochen in Anrechnung gebracht), sowie Zeiten ohne versicherungspflichtige Beschäftigung, während deren der Anwärter oder der Verstorbene Invaliden- oder Altersrente, oder eine Unfallrente von mindestens einem Fünftel der Vollrente bezogen hat, zählen als Wochenbeiträge. Doch findet eine Anrechnung nur bei denen statt, welche vorher berufsmässig, nicht nur vorübergehend, versicherungspflichtig beschäftigt gewesen sind. Über diese Zeiten sind naturgemäss Zeugnisse und Belege von den Versicherten zu erbringen.

Als Jahresarbeitsverdienst gilt:

1. für die Mitglieder einer Krankenkasse das Dreihundertfache des Grundlohnes,

2. für Seeleute ein vom Reichskanzler festzusetzender Durchschnittsbetrag,

3. im übrigen der dreihundertfache Betrag des Ortslohns.

Die Versicherungsanstalten sind bezüglich der Verwendung der Einnahmen und der Anlage von Reserven an bestimmte Gesetze und Verordnungen gebunden. Zum Zweck des Ausgleichs zwischen den einzelnen Landesteilen haben alle Versicherungsanstalten eine gemeinsame Last (50 % der Beiträge) und jede einzelne Anstalt die verbleibende besondere Last zu verwalten.

Alle Versicherungspflichtigen und alle Versicherungsberechtigten können zu jeder Zeit und in beliebiger Zahl Zusatzmarken einer beliebigen Versicherungsanstalt in die Quittungskarte kleben. Sie erwerben dadurch im Fall der Invalidität eine Zusatzrente. Ausserdem ist die Versicherung in einer höheren Lohnklasse erlaubt; der Arbeitgeber ist aber zum höheren Beitrag nur dann verpflichtet, wenn er ihn mit dem Versicherten vereinbart hat.

Alle Versicherten müssen, um ihrer Rechte nicht verlustig zu gehen, die Anwartschaft aufrecht erhalten. Diese erlischt, wenn während zweier Jahre nach dem Ablauf des auf der Quittungskarte verzeichneten Ausstellungstages weniger als zwanzig Wochenbeiträge auf Grund der Versicherungspflicht oder der Weiterversicherung entrichet worden sind. Bei der Selbstversicherung müssen in der angebenen Frist mindestens vierzig Beiträge entrichtet sein. Es gilt diese Einschränkung nicht, wenn auf Grund der Versicherungspflicht mehr als sechzig Beiträge geliefert sind. Doch lebt dic Anwartschaft wieder auf, wenn der Versicherte erneut zweihundert Beitragswochen versichert hat. Nach Zurücklegung des vierzigsten Lebensjahres bedarf er allerdings einer Wartezeit von fünfhundert Beitragswochen, nach dem sechzigsten Lebensjahr einer solchen von tausend Beitragswochen, um die Anwartschaft wiederzugewinnen.

Der Rentenanspruch entsteht aber nur dann, wenn die vom Gesetz erforderten Voraussetzungen gegeben sind.

Leistungen der Invaliden- und Hinterbliebenen-Versicherung.

Der Zweck des Gesetzes ist zunächst einer grossen Zahl von Menschen mit niederem Einkommen einen Anspruch auf Alters- und Invalidenrente, sowie auf Renten, Witwengeld und Waisenaussteuer für Hinterbliebene zu gewähren. Die Altersrente beginnt mit dem 71. Jahre, die Wartezeit beträgt 1200 Beitragswochen.

Invalidenrente erhält jeder, welcher die Invalidität nachweist, sowie die Wartezeit erfüllt und die Anwartschaft aufrecht erhalten hat. Die Wartezeit dauert bei der Invalidenrente, wenn für den Versicherten auf Grund der Versicherungspflicht mindestens hundert Beiträge geleistet worden sind, zweihundert, anderenfalls fünfhundert Beitragswochen. Die Beiträge für die freiwillige Versicherung werden auf die Wartezeit für die Invalidenrente nur dann angerechnet, wenn mindestens hundert Beiträge auf Grund der Versicherungspflicht oder der Selbstversicherung geleistet worden sind. Dies gilt nicht für Beiträge, die der Versicherte in den ersten vier Jahren freiwillig geleistet hat, nachdem sein Berufszweig versicherungspflichtig geworden ist.

Altersrente erhält der Versicherte, auch wenn er noch nicht invalide ist. Diese Rente besteht aus einer von dem Versicherungsträger aufzubringenden Teilrente, welcher in den fünf Lohnklassen ansteigend je 60, 90, 120, 150 und 180 Mark beträgt und einem Reichszuschuss von fünfzig Mark.

Die Invalidenrente erhält ohne Rücksicht auf das Lebensalter der Berechtigte, der infolge von Krankheit oder einem Gebrechen dauernd invalide ist. Invalidenrente erhält auch der Versicherte, der nicht dauernd invalide ist, aber während sechsundzwanzig Wochen ununterbrochen invalide gewesen ist, oder der nach Wegfall des Krankengeldes invalide ist, für die Dauer der Invalidität (Krankenrente). Lässt sich der Tag, an dem die Invalidität eingetreten ist, nicht feststellen, so gilt als solcher der Tag, an welchem der Antrag auf Rente bei dem Versicherungsträger eingegangen ist.

Die Invalidenrente besteht aus einem Reichszuschuss von

fünfzig Mark und dem Anteil der Versicherungsanstalt. Dieser besteht aus einem Grundbetrag, welcher nach den fünf Lohnstufen abgestuft je 60, 70, 80, 90 und 100 Mark beträgt, ferner aus einer Erhöhung dieses Grundbetrags (Steigerungszusatz) von je 3, 6, 8, 10, 12 Pfennigen in den fünf Lohnklassen für jede einzelne Beitragswoche. Der Grundbetrag der Invalidenrente wird stets nach fünfhundert Beitragswochen berechnet; sind weniger nachgewiesen, so gilt für die fehlenden die Lohnklasse I; die anderen Wochen werden nach der Höhe der geleisteten Beiträge berechnet. Nach zwanzigjähriger Beitragsleistung beträgt der Anteil der Versicherungsanstalt an der Rente in den verschiedenen Klassen 90, 130, 160, 190, 220 Mark, hinzu kommt jeweils der Reichszuschuss von 50 Mark. Da aber die Beiträge im Laufe der Jahre häufig verschiedene sind, auch Krankheitszeiten in Lohnklasse I berechnet werden, so ist für jeden einzelnen Fall die Rente in Einzelrechnung festzustellen. Hat der Empfänger der Invalidenrente Kinder unter fünfzehn Jahren, so erhöht sich die Invalidenrente für jedes dieser Kinder um ein Zehntel bis höchstens zu dem anderthalbfachen Betrage seiner Rente.

Die Hinterbliebenenfürsorge wird den Hinterbliebenen sämtlicher Personen zuteil, welche auf Grund der Versicherungspflicht, der Selbstversicherung und der Weiterversicherung der Invalidenversicherung unterstellt sind, oder durch die RVO. nunmehr unterstellt werden. Keinen Anspruch auf Fürsorge haben die Hinterbliebenen von Versicherten, die am 1. Januar 1912 bereits verstorben waren, oder solcher, welche am gleichen Datum dauernd erwerbsunfähig waren und dann verstorben sind, ohne inzwischen die Erwerbsfähigkeit wieder erlangt zu haben.

Voraussetzung für die Gewährung der Hinterbliebenenbezüge ist, dass der Verstorbene zurzeit seines Todes die Wartezeit für die Invalidenrente erfüllt und die Anwartschaft aufrechterhalten hat.

Die Hinterbliebenenbezüge bestehen teils in Renten, teils in einmaligen Leistungen.

Die einmaligen Leistungen sind Witwengeld und Waisenaussteuer. Beide werden nur gewährt, wenn auch die Witwe beim Tode ihres Ehemanns die Wartezeit für die Invalidenrente erfüllt und die Anwartschaft aufrechterhalten hat. Als Witwengeld wird der zwölffache Monatsbetrag der Witwenrente gewährt, wenn der Anspruch innerhalb eines Jahres nach dem Tode des Ehemanns geltend gemacht ist.

Die Waisenaussteuer wird fällig bei Vollendung des fünfzehnten Lebensjahres der Berechtigten. Sie beträgt den achtfachen Monatsbetrag der bezogenen Waisenrente.

Die Witwenrente wird nur invaliden Witwen gewährt. Die Begriffsbestimmung weicht insofern von dem später zu erörternden Invaliditätsbegriff ab, als an Stelle des Wortes Beruf das Wort Lebensstellung gebraucht ist. Die Witwe eines Tagelöhners wird also erst dann Witwenrente erhalten können, wenn sie nicht mehr imstande ist, durch Tagelöhnerarbeiten das reichsgesetzliche Drittel zu verdienen. Bei anderen Witwen wird zu erwägen sein, ob sie als Kinderfrauen, Köchinnen, Buchhalterinnen, Näherinnen sich beschäftigen können. Nach dem Tode der versicherten Ehefrau eines erwerbsunfähigen Ehemannes, die den Lebensunterhalt ihrer Familie ganz oder überwiegend aus ihrem Arbeitsverdienst bestritten hat, steht auch dem Witwer Witwerrente zu.

Witwen- und Waisenrente fallen bei der Wiederverheiratung fort; sie werden auch nicht gleichzeitig neben der Invalidenrente gegeben. Sie sind stets geringer, als die eigentliche Invalidenrente und sollen deshalb ein Ansporn sein, dass die Betreffenden die Anwartschaft auf Invalidenrente aufrechterhalten.

Waisenrente erhalten nach dem Tode des versicherten Vaters seine ehelichen Kinder unter fünfzehn Jahren, und nach dem Tode einer Versicherten ihre vaterlosen Kinder. Als vaterlos gelten auch uneheliche Kinder.

Wenn der Vater wegen Erwerbsunfähigkeit seiner Unterhaltungspflicht nicht genügt oder die Famille böslich verlassen hat, wird nach dem Tode der versicherten Mutter auch den Kindern Waisenrente gewährt, ebenso elternlosen Enkeln versicherter Grosseltern, falls letztere die Ernährer waren.

Hinterbliebene haben keinen Anspruch auf Fürsorge, wenn sie den Tod des Versicherten vorsätzlich herbeigeführt haben. Der Anspruch der Hinterbliebenen eines Ausländers, die sich zurzeit seines Todes gewöhnlich nicht im Inland oder den deutschen Schutzgebieten aufhalten, beschränkt sich auf die Hälfte der Bezüge ohne Reichszuschuss.

Alle Renten werden im voraus bezahlt und sind der Pfändung oder Beschlagnahme entzogen.

Der Anteil der Versicherungsanstalt beträgt bei Witwen- und Witwerrenten drei Zehntel, bei Waisenrenten für eine Waise drei Zwanzigstel, für jede weitere Waise ein Vierzigstel des Grundbetrags und der Steigerungssätze der Invalidenrente, die der Ernährer zurzeit seines Todes bezog, oder bei Invalidität bezogen hätte. Der Reichszuschuss beträgt für jedes Witwengeld einmalig fünfzig Mark, für jede Waisenaussteuer sechzehnzweidrittel Mark, für jede Witwen- und Witwerrente fortlaufend fünfzig Mark, für jede Waisenrente fünfundzwanzig Mark im Jahr. Doch gilt der Steigerungszusatz erst vom 1. Januar 1912 an, so dass eine Witwe, deren Mann 700 Beitragswochen in Lohnklasse III entrichtet hat, am 1. Januar 1913 erhalten würde:

50 Mark Reichszuschuss,
24 Mark ($^3/_{10}$ des Grundbetrags von 500×16),
1.20 Mark ($^3/_{10}$ von 50×8 Pf.)
---
75 Mark 20 Pf.

Die Renten der Hinterbliebenen dürfen aber zusammen nicht mehr betragen als das anderthalbfache der Invalidenrente, Waisenrenten zusammen nicht mehr als diese Invalidenrente. Ergeben diese Renten einen höheren Betrag, so werden sie im Verhältnis gekürzt.

Die Witwe kann nach dem Tode des Ehemanns, auch ohne invalide zu sein, ihren Anspruch durch Meldung bei dem Versicherungsamt feststellen lassen.

Eintritt und Wegfall der Leistungen.

Der Rentenanspruch entsteht bei der Invaliden- und Hinterbliebenen-Versicherung nur, wenn die vom Gesetz erforderten Voraussetzungen gegeben sind. Eine von diesen ist die Invalidität, welche wir später zu besprechen haben. Für die Berechtigung zum Bezug der Witwenrente nach dem Tode des versicherten Ehemanns gilt dieselbe gesetzliche Voraussetzung mit Bezug auf die Frau. Ausserdem erhält Witwenrente (ebenso wie der Versicherte) auch die Witwe, welche nicht dauernd invalide ist, aber während sechsundzwanzig Wochen ununterbrochen invalide gewesen ist, oder die nach Wegfall des Krankengeldes invalide ist, für die weitere Dauer der Invalidität (Witwenkrankenrente).

Die Rente ruht neben einer reichsgesetzlichen Unfallrente, soweit beide zusammen übersteigen würden:

1. bei Invaliden- und Altersrenten den siebeneinhalbfachen Grundbetrag der Invalidenrente,

2. bei Witwen- und Witwerrenten den dreieinhalbfachen, bei Waisenrenten den dreifachen Grundbetrag der Invalidenrente, die der Ernährer zurzeit seines Todes bezog oder bei Invalidität bezogen hätte.

Weiterhin ruht die Rente:

so lange der Berechtigte eine Freiheitsstrafe von mehr als einem Monat verbüsst, oder in einem Arbeitshaus oder einer Besserungsanstalt untergebracht ist (wobei ev. die Angehörigen die Rente erhalten),

der Berechtigte sich freiwillig gewöhnlich im Ausland aufhält,

ein berechtigter Ausländer wegen Verurteilung aus dem Reichsgebiet (ev. auch Bundesstaaten) ausgewiesen ist.

Ist zu erwarten, dass ein Heilverfahren den Empfänger einer Invaliden-, Witwen- oder Witwerrente wieder erwerbsfähig macht, so kann es die Versicherungsanstalt einleiten, wobei ev. den Angehörigen ein Hausgeld zusteht. Entzieht sich ein Rentenempfänger einem Heilverfahren oder einer Nachuntersuchung, so kann die Rente ganz oder teilweise entzogen werden, wenn er vorher auf diese Folgen hingewiesen ist.

Ist der Empfänger einer Invaliden-, Witwen- oder Witwerrente infolge einer wesentlichen Änderung in seinen Verhältnisen nicht mehr invalide, so entzieht ihm die Versicherungsanstalt die Rente.

Wird aber Invaliden- oder Witwenrente von neuem oder an Stelle einer Krankenrente gewährt, oder wird eine Altersrente bewilligt, so wird die Zeit des früheren Rentenbezugs ebenso wie nachgewiesene Krankheitszeit angerechnet. Die Anwartschaft erlischt während des früheren Rentenbezugs nicht.

Ausländische Rentenberechtigte können unter gewissen Umständen auch durch ein Kapital abgefunden werden.

Die ärztliche Tätigkeit bei der Invalidenversicherung.

A) Die Begutachtung der Invalidität.

Für die Erlangung der Altersrente sowie der Waisenrente kommt die ärztliche Tätigkeit überhaupt nicht in Frage.

Zur Erlangung der Invalidenrente hat der Bewerber sich unter Beifügung der Beweisstücke an das zuständige Versicherungsamt zu wenden.

Als Beweisstücke sind zu betrachten:

1. der Nachweis der Ansprüche durch Beibringung der Beitragsquittungen,

2. der Nachweis der Invalidität.

Der letztere besteht in der Regel in der Beibringung eines ärztlichen Zeugnisses. Wir werden uns also den Wortlaut des Gesetzes klar zu machen haben.

§ 1255 sagt in Abs. 2:

Als invalide gilt, wer nicht mehr imstande ist, durch eine Tätigkeit, die seinen Kräften und Fähigkeiten entspricht und ihm unter billiger Berücksichtigung seiner Ausbildung und seines bisherigen Berufs zugemutet werden kann, ein Drittel dessen zu erwerben, was körperlich und geistig gesunde Personen derselben Art mit ähnlicher Ausbildung in derselben Gegend durch Arbeit zu verdienen pflegen.

Diese Fassung gilt ebensowohl für den versicherten Mann und die versicherte Frau, als für die Witwe nach dem Tode ihres versicherten Mannes mit der Einschränkung, dass für die Frau nicht der bisherige Beruf, sondern die bisherige Lebensstellung zu berücksichtigen ist. Die Frage, ob Invalidität unter den vom Gesetz gegebenen Einschränkungen besteht, wiederholt sich für den Arzt immer wieder, ob nun der Berechtigte oder der Vorsitzende des Versicherungsamts auf Antrag des Berechtigten das Gutachten einholt, oder ob die Versicherungsanstalt oder in Streitfällen das Oberversicherungsamt einen Arzt mit der Beurteilung beauftragt.

Die Beurteilung der Invalidität erheischt an erster Stelle die sorgfältige Erhebung der Vorgeschichte; denn das Gesetz verlangt nicht allein die Beurteilung der Kräfte und Fähigkeiten, sondern auch die Berücksichtigung der Ausbildung und des seitherigen Berufs des Rentenbewerbers.

An die Erhebung der Vorgeschichte, d. h. des gesamten Lebens und etwaiger Krankheiten, hat sich die eingehende Untersuchung anzuschliessen. Dieselbe muss so vollständig wie möglich sein und setzt die Anwendung aller diagnostischen Methoden voraus. Einzelne Fälle scheinen vielleicht einfach zu beurteilen, so Fälle von ausgeprägter Lungentuberkulose oder von Verdacht einer bösartigen Neubildung, schwerer Blutarmut usw. Aber der Umstand, dass diese Fälle sowohl eine wesentliche Besserung erfahren können, als auch Irrtümer in der Diagnose bei oberflächlicher Untersuchung möglich sind, machen die eingehende Erhebung des Befundes notwendig, weil der aufgenommene Befund immer wieder zum Vergleich herangezogen werden muss, wenn infolge einer wesentlichen Änderung der Verhältnisse der Rückgang der Invalidität wahrscheinlich ist, oder ärztlich beurteilt werden soll.

Der Arzt tut deshalb gut, einen systematischen Gang der Untersuchung einzuhalten und da, wo die technischen Fähigkeiten zur diagnostischen Beurteilung ihm fehlen, die Heranziehung eines Spezialarztes oder die Einweisung in ein Krankenhaus zu veranlassen. Für manche chronische Infektionskrankheiten, wie Tuberkulose, Lepra, stehen ja auch die bakteriologischen Untersuchungsstellen und die Medizinaluntersuchungsämter zur Verfügung. Aber auch bei bestehender und nachgewiesener Tuberkulose ist die Beurteilung der Leistungsfähigkeit resp. der bestehenden Invalidität schwer. Der Arzt wird sich ja zunächst bemühen müssen, in möglichst frühem Stadium durch Einleitung eines Heilverfahrens eine Ausheilung und die Rückkehr voller Leistungsfähigkeit zu erreichen. Aber viele Fälle heilen nur teilweise, gelangen zu einem gewissen Stillstand und ein tuberkulöser Herd, geschlossen oder offen, bleibt bestehen. Mit derartigen tuberkulösen Herden arbeiten manche Menschen viele Jahre hindurch, nicht ohne Beschwerden und nur unter Aufbietung eines starken Willens, andere von geringerer Willenskraft erlahmen sehr bald und halten sich für völlig arbeitsunfähig. Der Arzt wird in solchen Fällen durch Perkussion und Auskultation, weiterhin durch Röntgenuntersuchung der Lungen und der Zwerchfellatmung die Ausdehnung des Krankheitsprozesses möglichst festzustellen suchen, er darf aber nicht vergessen, dass die anatomische Untersuchung häufig eine grössere Verbreitung zeigt, als sie die klinische Untersuchung ergibt. Es sind oft das Allgemeinbefinden, Grösse, Ernährung und Gewicht sowie Temperatur zur Beurteilung heranzuziehen; auch das psychische Moment und seinen Einfluss auf die Erwerbsfähigkeit darf der sorgfältige Arzt nicht ausser Acht lassen.

Die Beurteilung der Herzkrankheiten stösst häufig auf gleich grosse Schwierigkeiten, es kommt für diese nicht allein die anatomische, sondern auch die funktionelle Diagnose in Betracht, bei welcher ebenfalls die psychische Komponente Berücksichtigung erheischt.

Ein verhältnismässig grosses Kontingent von Rentenbewerbern stellen Fälle mit Emphysem und Bronchitis. Es gibt manche Leidende, welche glauben, sie seien rentenberechtigt, wenn sie nicht mehr den früheren Lohn verdienen können und infolgedessen Sorgen im Hause auftreten. Es mag dem Arzt manchesmal schwer werden, auf Grund des Befundes den Bewerber von der Aussichtslosigkeit zu überzeugen und seinen Wünschen nicht stattgeben zu können, er muss es aber in vielen Fällen nach seinem Gewissen auf Grund der Gesetze, und tut gut, den Antragsteller über die gesetzliche Seite aufzuklären. Ähnliches kommt häufig bei Bergleuten vor, welche Berufsinvalide sind, als solche Invalidenrente beziehen und nun auch Anspruch auf Reichsinvalidenrente zu haben glauben, wiewohl sie oft mehr als die Hälfte des Tagelohnes gewöhnlicher Arbeiter zn verdienen imstande sind, aber nicht mehr zu bergmännischer und schwererer Hüttenarbeit taugen.

Weiterhin macht die Beurteilung von Arteriosklerose bei der Untersuchung auf Invalidität mancherlei Schwierigkeiten. Die Messung des Blutdrucks nach Riva-Rocci stellt eine erfreuliche Ergänzung der früheren Diagnostik dar. Doch sind keineswegs alle Apparate gleichwertig und deshalb die Ergebnisse der einzelnen Ärzte schwer zu vergleichen. Am besten ist es, wenn bei dem gleichen Fall bei erneuten Untersuchungen stets der gleiche Apparat gebraucht wird. Auch die Diagnose von Nierenleiden erheischt grosse Sorgfalt. Nicht allein auf Eiweiss und Nierenbestandteile ist zu untersuchen, auch das spezifische Gewicht des 24stündigen Urins muss bestimmt werden. Dass der Verlust wichtiger Glieder nicht immer Erwerbsunfähigkeit im Sinne der Invalidenversicherung bedingt, sei nur kurz erwähnt.

Nach sorgfältiger Untersuchung und gestellter Diagnose tritt der Arzt an die Beurteilung des Falles heran. Der Arzt soll die Kräfte und Fähigkeiten beurteilen und in seinem Gutachten ausdrücken, ob der Bewerber noch ein Drittel dessen verdienen kann, was körperlich und geistig gesunde Personen derselben Art mit ähnlicher Ausbildung in derselben Gegend zu verdienen vermögen. Aber das notwendige Drittel ist keineswegs durch jede Arbeit zu verdienen, sondern nur durch eine Arbeit, welche dem Bewerber unter billiger Berücksichtigung der Ausbildung und seines bisherigen Berufs zugemutet werden kann.

Von einer Köchin mit häuslicher Ausbildung, welche infolge Verlustes des Geruchs nicht mehr kochen kann, wird man demgemäss erwarten können, dass sie als Zimmermädchen ihr Brot verdient; einem Müllerknecht, der wegen Bronchitis und Emphysem nicht mehr in der Mühle arbeiten kann, wird der Arzt zumuten können, eine anderweitige Stellung als Knecht zu übernehmen. Dagegen wird man einer Klavierlehrerin, die infolge von Bewegungszittern der Hände nicht mehr Klavier spielen oder anderen Unterricht erteilen kann, nicht zumuten können, Stubenmädchen zu werden, ebensowenig einem Handlungsgehilfen, als Strassenkehrer tätig zu sein. Bei solchen Personen, welche zur Zeit der Rentenbewerbung einen Beruf nicht mehr ausüben, kommt diejenige Tätigkeit in Betracht, welche sie früher ausübten, und infolge deren sie in die Versicherung eingetreten sind. Bei selbständigen Gewerbetreibenden kann die Beurteilung des notwendigen Drittels schwierig sein. Seelmann ist wohl mit Recht der Meinung, dass als Höchstgrenze des normalen Verdienstes 3000 M. anzunehmen sind, da die freiwillige Versicherung bis zu dieser Höhe geht.

Bei manchen Rentenanträgen ist es für den Arzt erwünscht, zunächst festzustellen, ob und welcher Grad der Invalidität vorliegt, um auf Grund dieser Feststellung die Frage zu beantworten, ob im Sinne des Gesetzes Invalitität vorliegt. Indessen führt dieses Verfahren nicht immer zum Ziel. So können qualifizierte Arbeiter durch ein Leiden der rechten Hand berufsinvalide werden und unter ein Drittel des Verdienstes gleichwertiger Arbeiter sinken, während bei einem gewöhnlichen Arbeiter das gleiche Leiden höchstens einen Verlust von 30—40 % der Arbeitsfähigkeit bedingt hätte. Doch kann der Facharbeiter auf den Beruf eines ungelernten Arbeiters verwiesen werden, in welchem er häufig das gesetzliche Drittel noch zu verdienen vermag. Von Wichtigkeit ist weiter, dass das Verdienst durch Lohnarbeit zu gewinnen ist. Was der versicherte Arbeiter oder Techniker etwa als Unternehmer oder als Hausierer zu verdienen vermag, kommt nicht in Betracht. Weiterhin bedarf es häufig der Feststellung, ob der Lohn, welchen der Rentenbewerber noch erhält, nicht ganz oder teilweise aus Wohltätigkeitsgründen gegeben wird. Auch ist zu erwägen, ob die Arbeit, welche dem Bewerber zugemutet wird, nicht als eine übermässige bezeichnet werden kann und eine weitere Gesundheitsstörung auszulösen vermag. In vielen Fällen wird auch zu berücksichtigen sein, dass gewisse Krankheitszustände (Gesichtslupus, Stinknase, Geistesstörung) dazu führen, dass der Arbeiter oder die Arbeiterin keine Arbeit mehr erhalten können. Ob ein Typhus- oder Diphtherie-Bazillenträger auf den allgemeinen Arbeitsmarkt verwiesen werden kann, wird im Einzelfalle zweifelhaft sein können.

Jedenfalls muss der Arzt sich bemühen, ein Bild von den verschiedenen Arbeitsmöglichkeiten zu gewinnen, um im einzelnen Fall sagen zu können, ob der Bewerber nach seiner Anschauung unter den gesetzlichen Einschränkungen ein Drittel des Normallohns verdienen kann.

Ist die Frage der Invalidität nach ärztlichem Urteil bejaht, so steht die weitere Frage zur Beantwortung, von welchem Tag der Eintritt der Invalidität anzunehmen ist. Manche Erkrankungen, welche zur Invalidität führen, beginnen schleichend und führen erst nach längerer Zeit zur Invalidität. Häufig hat der Berechtigte sein Gesuch um Rente schon vor Eintritt der wirklichen Invalidität eingereicht und ist zunächst abgewiesen worden. In der Folge erneuert er den Antrag. Die Untersuchung ergibt jetzt den Nachweis wirklicher Invalidität nach dem Gesetze. Es bleibt nun zu erwägen, ob ein langsames Fortschreiten der ursprünglichen Erkrankung, derenthalben der Versicherte den Antrag auf Invalidenrente stellte, nach und nach die Invalidität herbeigeführt hat, oder ob eine neue Krankheit resp. neue Erscheinungen zu der alten Krankheit hinzugetreten sind, welche die gleichen Folgen hatten. Im ersten Fall wird die Invalidität vom Beginn der Krankheit an gerechnet, im zweiten Fall von der Zeit des Auftretens der neuen schweren Krankheitserscheinungen an. Mit Bezug auf diesen Fall sei der Arteriosklerose gedacht, bei welcher die erste Phase der Erkrankung zwar eine Herabsetzung der Leistungsfähigkeit im Gefolge haben kann, aber nicht sofort Invalidität bedingt. Schliessen sich aber an die Arteriosklerose schwere Folgeerscheinungen an, welche vielleicht durch Erweichungsherde im Gehirn, oder durch Beteiligung des Herzens die Arbeitsfähigkeit unter das gesetzliche Drittel herabdrücken, so wird der Eintritt der erwähnten Komplikation als der Beginn der Invalidität zu betrachten sein.

In zweifelhaften Fällen gilt der Tag, an dem der Antrag auf Rente bei dem Versicherungsamt eingegangen ist.

Den Beginn der Invalidität festzustellen, ist auch für solche Fälle wichtig, welche erst spät in ein Versicherungsverhältnis eingetreten, und vor Beginn der Anwartschaft invalide geworden sind. Von diesem Zeitpunkt an kann die Krankheit nicht mehr als Beitragszeit gerechnet werden. Wenn Versicherungsberechtigte, welche erst beim Nachlass der Kräfte ihren Eintritt in die Versicherung anmelden und Marken zu kleben beginnen, invalide werden, bevor sie ein Anrecht auf die Invalidenversicherung erworben haben, so müssen die Ansprüche zurückgewiesen werden.

Häufig nehmen solche Rentenbewerber die Arbeit wieder auf und verlangen dann ein Zeugnis der Gesundheit und Arbeitsfähigkeit, um nachträglich mit Aufbietung aller Kräfte ihr Anrecht aufrechtzuerhalten.

Der Arzt kann in solchen Fällen nichts anderes tun, als an der Hand der Vorgeschichte und des Befundes ein sorgfältig begründetes Urteil abgeben.

b) Dauernde oder vorübergehende Invalidität.

Die weitere Frage, welche der Arzt zu beantworten hat, ist die, ob die Invalidität eine dauernde oder eine vorübergehende ist. Der dauernd Invalide erhält die Rente von Beginn der Invalidität an, nicht dauernd Erwerbsunfähige erhalten die Rente, wenn sie während 26 Wochen ununterbrochen invalide gewesen sind, oder nach Wegfall des Krankengeldes invalide sind, für die weitere Dauer der Invalidität.

Vorübergehende Erwerbsunfähigkeit ist dann anzunehmen, wenn nach menschlichem Ermessen in absehbarer

Zeit eine Heilung oder so wesentliche Besserung erwartet werden kann, dass der Versicherte nicht mehr invalide im Sinne des Gesetzes ist. Dieselbe ist auch dann anzunehmen, wenn ein Versicherter dessen Erwerbsfähigkeit noch nicht auf weniger als ein Drittel herabgesetzt war, infolge Durchführung eines zur Abwehr drohender Invalidität von ihm eingeleiteten Heilverfahrens, nicht in der Lage ist, das für ihn in Betracht kommende Lohndrittel zu verdienen.

Kann der Zeitpunkt einer vermutlichen Heilung oder Besserung nicht bestimmt werden, so kann die Erwerbsunfähigkeit nicht als eine vorübergehende bezeichnet werden. Sie ist vielmehr eine dauernde. Als dauernde muss sie auch bezeichnet werden, wenn die Invalidität nur durch eine grössere Operation behoben werden kann, welche von dem Versicherten abgelehnt wird. Entzieht sich allerdings ein Rentenempfänger ohne gesetzlichen Grund dem Heilverfahren, und verhindert er dadurch die Beseitigung der Invalidität, so kann die Rente auf Zeit ganz oder teilweise entzogen werden. Denn wenn der Versicherte auch nicht gegen seinen Willen operiert werden darf, auch einer Chloroformnarkose sich zu unterziehen nicht gezwungen werden kann, so darf er doch kleine Eingriffe, wie Freilegen einer verletzten Stelle, Reinigung einer Wunde, Einschnitte in ein Geschwür, Dinge, die jeder verständige Mensch ohne weiteres vornehmen lässt, nicht zurückweisen.

Bei der Beantwortung der Frage nach der Dauer der Erwerbsunfähigkeit hängt die Entscheidung häufig davon ab, ob ein gewisses Heilverfahren eingeschlagen wird. Diese Frage, ob nur bei Durchführung eines solchen die Invalidität als eine vorübergehende betrachtet werden kann, bedarf der besonderen Betonung durch den Arzt, da sie für die Entschliessung der Versicherungsanstalt von wesentlicher Bedeutung ist. Der Arzt muss deshalb die Prognose des Einzelfalls sorgfältig erwägen.

Die ärztliche Tätigkeit im Heilverfahren.

Hat der Arzt durch eingehende Untersuchung festgestellt, dass die Ansprüche eines Rentenbewerbers an die I. V. berechtigt sind, oder bei Fortschreiten des Leidens baldige Invalidität zu erwarten ist, so hat er die weitere Frage zu beantworten: Ist bei Durchführung eines Heilverfahrens Wiedererlangung der Arbeitsfähigkeit dauernd, oder doch für mehrere Jahre zu erwarten?

Schon vor Einführung der Reichsversicherungsordnung hat eine warmherzige sozialpolitische Auslegung der Gesetzesbestimmungen es ermöglicht, Krankenfürsorge zur Vermeidung der Invalidität eintreten zu lassen. Den Landesversicherungsanstalten Hannover, Braunschweig und der Hanseatischen Versicherungsanstalt gebührt das Verdienst, auf diesem Wege vorangegangen zu sein.

Die Reichsversicherungsordnung hat diese Tätigkeit gesetzlich geregelt: Um die infolge einer Erkrankung drohende Invalidität eines Versicherten oder einer Witwe abzuwenden, kann die Versicherungsanstalt ein Heilverfahren einleiten. Das gleiche gilt für die Empfänger einer Invaliden-, Witwen- oder Witwerrente. Das Heilverfahren kann in einem Krankenhause oder in einer Anstalt für Genesende eingeleitet werden, wobei die von dem Erkrankten unterhaltenen Angehörigen (jedoch nicht diejenigen von Witwen und Witwern) eventuell ein Hausgeld erhalten. Diese Leistung der Versicherungsanstalt ist eine durchaus freiwillige. Selbstverständlich bedarf das Heilverfahren der Zustimmung des Erkrankten, der sich aber dem Heilverfahren nicht ohne triftigen Grund entziehen darf. Die Versicherungsanstalten sind aber auch berechtigt, mit Genehmigung der Aufsichtsbehörde Mittel zur Hebung der gesundheitlichen Verhältnisse der versicherungspflichtigen Bevölkerung aufzuwenden.

Die Einrichtung des Heilverfahrens zur Vermeidung und zum Aufschub der Invalidität muss als eine der segensreichsten der sozialen Gesetzgebung bezeichnet werden. Die Mittel, welche für diese aufgewendet wurden, und die Zahl der behandelten Fälle sind in kurzer Zeit ausserordentlich gewachsen. Nach dem Vorgang der erwähnten Anstalten wurde an erster Stelle die Bekämpfung der Lungentuberkulose und der durch diese bedingten frühzeitigen Invalidität das Ziel der Invalidenversicherung. Ende des Jahres 1909 besassen die Versicherungsträger bereits 37 Heilanstalten für Tuberkulose und 34 andere Heilanstalten. Ausserdem hatten die Fortschritte auf dem Gebiet der Hygiene und die Anregung der Versicherungsanstalten dazu geführt, dass zahlreiche Vereine zur Verbesserung unserer hygienischen Verhältnisse sich bildeten, so das Zentralkomitee zur Bekämpfung der Tuberkulose. Mehr als 100 (einschliesslich der Anstalten der Versicherungsanstalten) Lungenheilstätten mit allen hygienischen Anforderungen sind infolge der stattgehabten Anregung in Deutschland entstanden. Vereine zur Verhütung der Tuberkulose und zur gesundheitsmässigen Lebensgestaltung suchen erzieherisch auf das Volk zu wirken. Ich nenne nur den Verein für Volkshygiene, den niederrheinischen Verein für öffentliche Gesundheitspflege, den Deutschen Verein gegen den Missbrauch geistiger Getränke, das blaue Kreuz, den Guttemplerorden, das Kreuzbündnis, die Deutsche Gesellschaft zur Bekämpfung der Geschlechtskrankheiten. Pekuniäre Zuwendungen der Versicherungsanstalten haben es vielfach diesen Vereinen erst ermöglicht, praktisch zu wirken. Die Landesversicherungsanstalten haben auch vielfach Genesungsheime, Walderholungsstätten erbaut und mit anderen Anstalten und Einrichtungen ähnlicher Art über zweckmässige Unterbringung ihrer Kranken Verträge geschlossen.

Ausser der Tuberkulose haben die Versicherungsanstalten den verschiedensten Herzleiden, der Blutarmut, der Gicht, dem Rheumatismus ihre Aufmerksamkeit zugewendet. Unter Mitwirkung der Landesversicherungsanstalt Rheinprovinz ist ausser den Tuberkulosenheilstätten in der Rheinprovinz eine Anstalt für nervenkranke Frauen (Roderbirken), und eine Anstalt für rheumatisch Kranke in Aachen ins Leben gerufen worden. Im Jahre 1910 hatten die Versicherungsanstalten für Heilstätten schon 61717989 M. verausgabt. Im Jahre 1909 betrug die Zahl der in diesen Heilstätten aufgenommenen Pfleglinge 43478. Die Zahl stellt aber nur etwa die Hälfte der im Jahre 1909 in Behandlung genommenen Klienten der Versicherungsanstalten dar.

Die Gesamtkosten für den Kopf und Tag betragen in den Lungenheilstätten 4.60 M., in den Genesungsheimen 4.04 M.

Weiterhin sind auch die Trunksucht und der Lupus in den Bereich der Heilbehandlung durch die Invalidenversicherung gezogen worden. Die Versicherungsanstalt der Rheinprovinz erstrebt, dass die örtlichen Abstinenzvereine in einer lokalen Trinkerfürsorgestelle sich zusammenfinden, zu deren Erhaltung sie eine Pauschalsumme bewilligt. Auch die Trinkerrettungsvereine erhalten für erfolgreiche Tätigkeit in Einzelfällen Zuwendungen.

Aufgabe der Fürsorgestelle ist es, in Verbindung mit den betreffenden Vereinen, den Ärzten, Geistlichen usw. alle Schritte zur Rettung des Trinkers zu erwägen und einzuleiten. Die Landesversicherungsanstalt trägt die Kosten, welche durch die Aufnahme von Trinkern in entsprechenden Heilanstalten entstehen, und gewährt auch trunksüchtigen Rentenempfängern gegen Abtretung der Rente die Verpflegung in einem Invalidenheim, ohne einen weiteren Zuschuss zu verlangen. Dass den Trunksüchtigen an Stelle von Renten Sachleistungen gegeben werden können, und teilweise müssen, ist in der Einleitung schon erwähnt.

In den Jahren 1905 bis 1910 wurden schon 1810 alkoholkranke Männer und 24 Frauen in Behandlung genommen.

Im J. 1900	betrugen die Ausgaben für Heilverfahren	6 210 726.33 M.
„ „ 1905	„ „ „ „ „	14 448 005.02 „
„ „ 1910	„ „ „ „ „	21 102 166.51 „

Berlin, die Rheinprovinz, Schlesien, das Königreich Sachsen und Baden nehmen bei diesen Bestrebungen im Jahre 1910 die erste Stellung ein.

Was die Resultate bei nicht tuberkulösen Krankheiten betrifft, so zeigen die Ergebnisse der Behandlungsjahre 1897—1902 nach 5jähriger Kontrollperiode, dass noch 38, 36, 36, 40, 43 Erwerbsfähige unter 100 in Behandlung genommenen sich befanden.

Bei Tuberkulösen ergab das Resultat der Jahre 1897, 1898, 1899, 1900 und 1901, dass von 100 Behandelten nach 5 Jahren noch 27, 31, 32, 31, 34 Personen erwerbsfähig waren. In den folgenden waren die Ergebnisse, vermutlich durch Beschränkung in der Aufnahme schwererer Fälle, noch günstiger. Nach Ablauf des dritten Jahrs nach dem Behandlungsjahr waren von 100 Behandelten unter den Männern noch 48 %, unter den Frauen noch 55 % erwerbsfähig, nach Ablauf von fünf Jahren noch 41 % der Männer und 49 % der Frauen. Eine neue und überraschende Tatsache ist diese Differenz zugunsten der Frauen. Allerdings war häufig eine Wiederaufnahme der Behandlung notwendig, so von 1000 in den Jahren 1900—1904 Behandelten bei 129—140. Im ganzen sind die Erfolge der Heilstättenbehandlung bei Tuberkulosen fortschreitend besser geworden. Immerhin sind die Ergebnisse der Tuberkulosebehandlung noch nicht als glänzend zu bezeichnen. Aber es wird im Laufe der Zeit doch gelingen, die schwerste Seuche des Deutschen Volkes mehr und mehr einzuengen. Jedenfalls sind nach der Berechnung von Bielefeldt die Erfolge der in Heilstätten behandelten Tuberkulösen wesentlich besser als diejenigen der nichtbehandelten. Wenn man aber auch der Beweisführung von Bielefeldt keine zweifellose Bedeutung zuerkennt und somit mehr auf die praktische Allgemeinerfahrung in der Beurteilung angewiesen ist, so muss man der Tuberkulosebehandlung in Heilstätten doch noch eine weitere grosse Bedeutung zuerkennen. Diese beruht in der Erziehung der Lungenkranken zur Prophylaxe des Einzelnen und der Familie. Die Versicherungsanstalten und das Reichsversicherungsamt haben besondere Druckschriften, welche den Vorkehrungen gegen die Krankheitsübertragung dienen, drucken und weitgehendst verbreiten lassen. Neben der Heilstättenbehandlung sind weitere Einrichtungen (Fürsorgestellen für Tuberkulöse, Krankenabteilungen für vorgeschrittene Lungentuberkulose) teils zur besseren Sorge für die Kranken, teils zum Schutz für die Gesunden unter vielfacher Unterstützung der Versicherungsanstalten geschaffen worden. Gewiss wird auf diese Weise, wie Grotjahn kürzlich ausgeführt hat, das sozialhygienische Ziel der Ausrottung der Tuberkulose als Volkskrankheit nicht völlig erreicht. Aber eine solche Auffassung hegten auch nur Enthusiasten, während kritische und erfahrene Ärzte den ausgesprochenen Hoffnungen zwar skeptisch gegenüberstanden, aber schon deshalb denselben nicht energisch entgegentraten, weil mit Sicherheit eine Besserung der damals bestehenden traurigen Verhältnisse erhofft werden konnte, und das rege Interesse, welches sich in erfreulicher Weise den Fragen der Volksgesundheit zuwandte, nur warm begrüsst werden konnte.

Weiterhin haben die Träger der Invalidenversicherung ihre Fürsorge der Krankenpflege auf dem Lande zugewandt. Insbesondere hat die Landesversicherungsanstalt Rheinprovinz Gemeindepflegestationen mit Krankenschwestern eingerichtet, wobei die Organisation einer Charitasvereinigung mitwirkte. Eine derartige Musteranstalt wurde in dem Dorfe Obergondershausen im Hunsrück geschaffen, wo die Gemeindeeingesessenen teils als aktive, teils als passive Mitglieder mit einem kleinen Jahresbeitrag herangezogen werden. Eine Krankenschwester übernimmt die erste Sorge für Erkrankte und zieht im Notfalle den Arzt zu. Ein grosser Teil von Aufgaben, besonders auf dem Gebiet der Hygiene, lässt sich auf diese Weise leisten. Auch die Verbreitung guter populärer Schriften über Krankheiten und Krankheitsverhütung danken wir einzelnen Landesversicherungsanstalten.

In den letzten Jahren lässt auch das Reichsversicherungsamt unter seinem neuen Präsidenten Kaufmann eine regelmässige Zeitschrift für Arbeiterversicherung erscheinen.

Die Versicherungsanstalten haben auch mit Genehmigung des Reichsversicherungsamts die für Rentenzahlungen nicht sofort benötigten Kapitalien zum Teil zur Errichtung von verschiedenen Kranken-, Genesungshäusern, Volksheilstätten, Herbergen zur Heimat, Volksbädern, Kleinkinderschulen, Wasserleitungs-, Kanalisationsanlagen usw. gegen geringen Zinsfuss bewilligt. Vom 1. Januar 1891 bis zum Jahre 1906 sind für diese Zwecke 210 Millionen Mark, für den Bau gesunder Arbeiterwohnungen 155 Millionen Mark bewilligt worden. Welche Summe erhaltener Arbeitskraft des Volkes hieraus resultiert, lässt sich gar nicht ermessen. Wir dürfen heute fast mit Bestimmtheit sagen, dass der überraschende Rückgang der Tuberkulosesterblichkeit in Deutschland mit allen diesen Bestrebungen zusammenhängt.

Auch Invalidenheime wurden gegründet, in welchen die Invaliden gegen Überlassung ihrer Renten und der noch verbliebenen Arbeitskraft freien Unterhalt finden. Eine besondere Bedeutung dürften die Heime für Lungenkranke vorgeschrittenen Stadiums beanspruchen. Die Landesversicherungsanstalt Rheinprovinz hat 1909 293 und 1910 schon 411 derartige Kranke untergebracht. Für diesen Zweck kommen vor allem ländliche Krankenhäuser mit entsprechenden Einrichtungen in Betracht. Doch ist es in vielen Fällen schwer, die Kranken dauernd aus der Familie zu entfernen. Deshalb müssen Tageserholungsstätten und die Einrichtung besonderer Wohnungen für Lungenkranke vielfach als Ersatz für Krankenhäuser eintreten.

Alle diese Einrichtungen muss der Arzt im Interesse seiner Patienten kennen. Speziell muss er zunächst wissen, dass die Versicherungsanstalt nur dann befugt ist, ein Heilverfahren einzuleiten, wenn gegründete Aussicht vorhanden ist, dass der Berechtigte wieder soweit erwerbsfähig wird, dass eine drohende Invalidität hinausgeschoben oder verhindert wird. Die Aufwendung für das Heilverfahren und die damit verknüpften Ausgaben müssen in der Folge mindestens durch Ersparnis der Rente aufgewogen werden. Ist eine solche begründete Aussicht nicht vorhanden, so darf die Landesversicherung das Heilverfahren nicht übernehmen. Aus diesen Gründen wird die Übernahme eines Heilverfahrens für Krebskranke, Geisteskrankheit, Zuckerharnruhr, ausgedehnten Lupus und auch Epilepsie in der Regel abgelehnt.

Der gleiche Gesichtspunkt gilt für Personen, welche schon betagt sind, für fortgeschrittene Lungentuberkulose, schwerere Fälle von Hysterie, Neurasthenie, Gelenkleiden usw. Derartige Fälle müssen gegenüber solchen zurückgestellt werden, welche eine bessere Aussicht auf Heilung bieten, wie frischere und leichte Fälle von Lungentuberkulose, Anämie, Schwächezustände nach Krankheiten. Der Arzt muss also in jedem Falle das Erreichbare unter Berücksichtigung der Gesetzgebung und ihrer Auslegung erwägen und begründen. Je früher er in Fällen mit günstiger Prognose bei Unterbrechung der Tätigkeit und Heilbehandlnng das Heilverfahren beantragt, um so besser für den Kranken und die Behörde. Allerdings bieten die Anfangsstadien einer Lungenerkrankung manche Schwierigkeiten. Schon die Frage, ob es sich wirklich um Lungentuberkulose handelt, ist nicht immer leicht zu entscheiden. Vielfach ist ausser sorgfältiger physikalischer Untersuchung und der Untersuchung des Auswurfs die Prüfung auf Tuberkulinreaktion und eine Röntgenuntersuchung zur Klarstellung des Falls notwendig. Aber auch die Stellung der Prognose bietet mancherlei Schwierigkeiten. Die Versicherungsanstalten haben deshalb in verschiedenen Krankenhäusern die Errichtung von Vorstationen zur Untersuchung und Beurteilung von Lungentuberkulose veranlasst. Hier können die für Heilstättenbehandlung Geeigneten auch bleiben, bis ihre Aufnahme in die häufig überfüllten Anstalten erfolgen kann.

Zur Aufnahme in die bezeichneten Anstalten ist die Tatsache der drohenden und zu beseitigenden Invalidität allein nur dann genügend, wenn keine gesetzlichen Verpflichtungen von anderer Seite bestehen, für die Wiederherstellung des Erkrankten aufzukommen. Ausserdem muss der Antragsteller eine grössere Anzahl von Beitragsmarken geleistet haben. Es würde dem Sinne des Gesetzes widersprechen, wenn eine erkrankte Person irgendeine Tätigkeit übernehmen und nur auf Grund einiger Beiträge ein Heilverfahren beanspruchen würde. Im Prinzip muss die Zahl der Beiträge so hoch sein, dass bei einer Dauer der Krankheit von 52 Wochen (die als Beitragswochen gerechnet werden), eine Rente in Frage käme, so dass also 148 regelmässige Beiträge geleistet sein müssen. Doch wird bei jugendlichen Personen, deren Krankheit eine besonders gute Prognose bietet, hiervon häufig abgesehen.

Vorschläge über den Gebrauch eines bestimmten Bades oder Sanatoriums zu machen, empfiehlt sich nicht, da die Landesversicherungsanstalten teilweise eigene Anstalten besitzen, teils mit geeigneten Anstalten bestimmte Verträge abgeschlossen haben. Es kommt auch in Betracht, dass auf Grund der Akten des Falls die Versicherungsanstalten vielfach besondere Gründe zur Einweisung in diese oder jene Anstalt haben.

Ambulatorische Behandlung in der Wohnung des Versicherten oder des Arztes als Heilverfahren zu übernehmen, lehnen die Versicherungsanstalten meist ab, da die Garantie für eine sorgfältige und sachgemässe Durchführung in der Regel fehlt. Doch habe ich selbst in einzelnen Fällen geraten, das Heilverfahren zu Hause und die Behandlung durch den Hausarzt fortsetzen zu lassen, wenn ich aus der Behandlung und dem Verlauf der Erkrankung einen sicheren Erfolg erwarten konnte. Z. B. können manche Formen von Nervenlähmung zu Hause behandelt werden, wenn der Arzt die Technik der Therapie beherrscht, und die Wahrscheinlichkeit vorliegt, dass keine anderweitigen Schädigungen den Verlauf stören.

Der Arzt muss aber seinem Klienten gegenüber betonen, dass die Ablehnung eines Heilverfahrens keineswegs ein Recht gibt, Invalidenrente zu beanspruchen. In dieser Hinsicht herrschen unter den Versicherten, wie vielfach über die Gesetze und ihre Auslegung, häufig falsche Auffassungen.

c) Die ärztliche Tätigkeit im Rentenentziehungsverfahren.

Die dritte Aufgabe, welche bei der Durchführung des Invalidenversicherungsgesetzes dem Arzt zufällt, beruht in der Tätigkeit beim Rentenentziehungsverfahren. An erster Stelle kommt hier der Vertrauensarzt der Landesversicherungsanstalt in Betracht. Doch können unter besonderen Bedingungen auch andere Ärzte gehört werden. Insbesondere wird das beim Oberversicherungsamt auf Antrag des Versicherten häufig der Fall sein.

Die Rente kann entzogen werden, wenn in den Verhältnissen des Empfängers einer Invaliden- oder Witwenrente eine wesentliche Änderung eingetreten ist, welche ihn nicht mehr als erwerbsunfähig im Sinne des Invalidenversicherungsgesetzes erscheinen lässt.

Nur eine Änderung der Verhältnisse, nicht eine nachträgliche anderweitige günstigere Beurteilung des Gesundheitszustandes begründet nach Auffassung des Reichsversicherungsamts die Entziehung der Rente. Es muss eine tatsächliche, im körperlichen und geistigen Gesamtzustand begründete Besserung gegen früher eingetreten sein. Als solche kann aber auch der Umstand betrachtet werden, dass schwere Krankheitssymptome, welche früher vorhanden waren, nicht mehr nachweisbar oder geschwunden sind. So kann auch Gewöhnung an den Verlust eines Gliedes durch Eintreten der anderen Glieder eine wesentliche günstige Veränderung im Gefolge haben.

Die Aufhebung der Krankenrente verlangt aber dieselbe Beurteilung, wie diejenige der Invalidenrente. In beiden Fällen muss eine wesentliche Änderung eingetreten sein und ebenso ein besonderes Entziehungsverfahren eingeleitet werden.

Unter allen Umständen bedarf jeder einzelne Fall der sorgfältigsten ärztlichen Prüfung. Bei der Entziehung einer bewilligten Rente kommt auch in Betracht, dass die Neugewährung einer Rente nach zeitweiser Entziehung zur Folge hat, dass die Zeit des früheren Rentenbezugs ebenso wie die bescheinigte Krankheitszeit und Militärdienstzeit anzurechnen ist. Handelt es sich also nicht um eine zweifellose und vermutlich länger andauernde Besserung, so tut der Arzt gut, bei Beurteilung von Fällen im Entziehungsverfahren nicht zu rigoros vorzugehen. Die mit der Rentenentziehung verbundene Aufregung und Unzufriedenheit des Versicherten findet dann kein Äquivalent in Ersparnissen der Versicherungsanstalt.

Zweifelhafte Fälle werden am besten geeigneten Krankenhäusern zur genauen Untersuchung und Klarstellung überwiesen.

Verfahren und Kosten.

Wie oben schon erwähnt, sind Anträge auf Invalidenrente mit den Beweisstücken an das Versicherungsamt zu richten. Die Kosten für die Beweisführung hat, wie auch das Reichsversicherungsamt (Amtliche Nachrichen 1900 S. 826) und die ganze Praxis annimmt, der Antragsteller selbst zu tragen. Da es sich aber vielfach um Arme handelt, welche nicht in der Lage sind, ein ärztliches Gutachten auf eigene Rechnung beizubringen, so haben die Versicherungsanstalten meist Zuschusshonorare von 3—6 M. für das ärztliche Zeugnis bewilligt; seitens der Ärztekammer ist allerdings vielfach die volle Erstattung des ärztlichen Gutachtens von 9 M. verlangt worden. Nach vielfachen Verhandlungen hierüber ist zwischen der Landesversicherung und der Ärztekammer der Rheinprovinz der nachfolgende Vertrag zustande gekommen, der sich sowohl auf das Gesuch um Bewilligung einer Invalidenrente als dasjenige eines Heilverfahrens bezieht.

1. Die Landesversicherung Rheinprovinz sichert denjenigen Versicherten, welche eine Invalidenrente oder ein Heilverfahren bei ihr nachsuchen wollen, die freie Arztwahl in dem Sinne zu, dass jeder Antragsteller berechtigt ist, ein Gutachten des von ihm zugezogenen oder beratenden Arztes zur Begründung seines Antrags vorlegen zu lassen, oder die zuständige Behörde zur direkten Einziehung des Gutachtens zu veranlassen.

2. Die Gutachten müssen auf den von der Landesversicherungsanstalt mit dem Vorstande der Ärztekammer zu vereinbarenden Formularen gewissenhaft und vollständig abgefasst werden. Ergänzungen und Berichtigungen seines Gutachtens hat der zugezogene Arzt ohne besondere Kosten vorzunehmen.

3. Als Zuschusshonorar für dieses Gutachten zahlt die Landesversicherungsanstalt eine Vergütung, die sich bei dem Gutachten für Invalidenrente auf 6 M., bei solchem für Heilverfahren auf 5 M. bemisst. Die Bezahlung erfolgt an den Arzt, dem es überlassen bleibt, mit dem Antragsteller zu vereinbaren, welcher weitere Betrag für das Gutachten zu entrichten ist.

4. Die Landesversicherungsanstalt wird die Verwaltungsbehörden, gemäss Nr. 5 der Preussischen Ministerial-Anweisung vom 15. November 1904, betreffend das Verfahren vor den unteren Verwaltungsbehörden, ersuchen, bei Vorbereitung der der Landesversicherungsanstalt einzureichenden Anträge im Sinne des vorstehenden Abkommens zu verfahren.

5. Dieses Abkommen ist auf unbestimmte Zeit geschlossen, bleibt aber jedesmal drei Monate vor Schluss des Kalenderjahres kündbar.

Ähnliche Abkommen sind auch zwischen anderen Versicherungsanstalten und Ärztekammern geschlossen worden.

Hat der Vorsitzende des Versicherungsamts den Antrag erhalten, so ermittelt er nach freiem Ermessen, was zur Klarstellung des Sachverhalts erforderlich ist. Er kann Zeugen und Sachverständige auch eidlich vernehmen, Untersuchungen und Gutachten von Ärzten veranlassen und amtliche Auskünfte jeder Art einholen, auch andere Versicherungsträger beiladen. Im allgemeinen wird aber angenommen, dass kostspieligere Gutachten und Beobachtungen nur durch die Versicherungsanstalten angeordnet werden sollen.

Die Erhebungen des Versicherungsamts sollen sich insbesondere erstrecken auf die Versicherungspflicht oder die Versicherungsberechtigung, die Invalidität und den Tag ihres Eintritts, und die Bedürftigkeit, wenn es sich um Witwenrente handelt usw. Auf Antrag des Berechtigten ist das Gutachten eines von ihm benannten Arztes einzuholen, wenn das Gutachten nach Ansicht des Versicherungsamts für die Entscheidung von Bedeutung sein kann. Die Kosten hat der Berechtigte vorher zu zahlen. Doch muss nach einer Anordnung des preussischen Handelsministers vom 15. November 1908 die untere Verwaltungsbehörde (das Versicherungsamt der RVO.) bei allen Anträgen, welche die Gewährung oder Entziehung einer Rente betreffen, einen Vertrauensarzt der Landesversicherungsanstalt zuziehen. Dieser hat vor dem Termin oder in demselben den Rentenbewerber oder Rentenempfänger zu untersuchen und im Termin in mündlicher Verhandlung zu beurteilen.

Nach beendeten Erhebungen erstattet das Versicherungsamt ein Gutachten über alles, was für die Entschliessung des Versicherungsträgers von Bedeutung ist und übersendet diesem die Verhandlungen mit dem Gutachten. Das Versicherungsamt benachrichtigt ausserdem den Versicherungsträger, wenn es erfährt, dass ein Versicherter oder eine Witwe durch ein Heilverfahren vor der Invalidität bewahrt bleiben, oder der Empfänger einer Rente durch ein Heilverfahren wieder erwerbsfähig werden kann, ferner, wenn die Invaliden-, Witwen-, Witwer-, Waisenrente zu ruhen hat.

Die Leistungen der Versicherungsanstalt werden durch den Vorstand festgestellt, dem vielfach ein ärztlicher Berater zur Seite steht.

Einspruchsverfahren.

Wird der Antrag eines Versicherten abgelehnt, so können ihm auf Verlangen das Gutachten des Versicherungsamts in Abschrift kostenlos, die Niederschriften der Zeugenaussagen und Sachverständigengutachten gegen Erstattung der Kosten abgegeben werden; doch soll dieses nur soweit geschehen, als es mit Rücksicht auf den Berechtigten zulässig erscheint. Will der Versicherungsträger dem für die Gewährung einer Rente abgegebenen Gutachten des Vorsitzenden des Versicherungsamts nicht entsprechen, so ist die Sache zur Erörterung und Begutachtung an das Versicherungsamt zurückzugeben, wenn es sich um die Versicherungspflicht, die Versicherungsberechtigung oder die Invalidität handelt.

Nach Ablehnung eines Rentenantrags oder rechtskräftiger Entziehung kann der Antrag erst ein Jahr nach Zustellung der Entscheidung wiederholt werden.

Gegen Bescheide der Träger der Invaliden- und Hinterbliebenenversicherung, sowie gegen Urteile des Versicherungsamts kann Berufung an das Oberversicherungsamt erhoben werden.

Der Vorsitzende des Oberversicherungsamts kann nach eigenem Ermessen eine neue Untersuchung einleiten, Zeugen und Sachverständige vernehmen und Gutachten von Ärzten veranlassen.

Wenn der Versicherte oder seine Hinterbliebenen beantragen, dass ein bestimmter Arzt gutachtlich gehört wird, so kann das Oberversicherungsamt, falls es diesem Antrag stattgeben will, die Anhörung von der Bedingung abhängig machen, dass der Antragsteller die Kosten vorschiesst und, falls das Oberversicherungsamt nicht anders entscheidet, sie endgültig trägt.

Auch für die Invaliden- und Hinterbliebenenversicherung dürfen bei dem Oberversicherungsamt keine Ärzte als Sachverständige zugezogen werden, die in einem Vertragsverhältnis zu den Trägern der Versicherung stehen, oder von ihnen regelmässig als Gutachter in Anspruch genommen werden.

Gegen die Urteile der Spruchkammern des Oberversicherungsamts ist ein Rekurs an das Reichsversicherungsamt angängig. Doch kann die Revision nur darauf gestützt werden, dass

1. das angefochtene Urteil auf der Nichtanwendung oder

der unrichtigen Anwendung des bestehenden Rechtes, oder auf einem Verstoss gegen den klaren Inhalt der Akten beruht,

2. das Verfahren an wesentlichen Mängeln leidet.

Höhe, Beginn und Ende der Rente, Kapitalabfindung, Witwengeld, Waisenaussteuer, Kosten des Verfahrens sind Gegenstände, bei welchen eine Revision ausgeschlossen ist.

Das Reichsversicherungsamt kann in der Berufungssache entweder selbst entscheiden oder dieselbe an die Vorinstanz zurückverweisen. Eine Wiederaufnahme des Verfahrens ist nur bei gewissen Verfehlungen (Person des Richters, Verletzung des Eides usw.) zulässig.

Schluss.

Mit der Reichsversicherungsordnung hat das grosse Werk der sozialen Versicherung seinen vorläufigen Abschluss gefunden. Ein unermesslicher Segen ist für das deutsche Volk aus diesem gewaltigen Friedenswerk erwachsen. Die grossen wissenschaftlichen Fortschritte auf dem Gebiet der Seuchenerkennung und -bekämpfung hätten gewiss nicht solche praktischen Erfolge gezeitigt, wenn nicht durch die soziale Gesetzgebung, insbesondere durch die Versicherungsanstalten, die Mittel zur praktischen Durchführung in einer Höhe zur Verfügung gestellt wurden, an welche eine frühere Zeit nicht denken konnte. Eine beträchtliche Verlängerung der durchschnittlichen Lebensdauer und Arbeitskraft wird u. a. als Resultat aller dieser Arbeiten durch die Statistik erwiesen. Auch die Berufsgenossenschaften tragen durch ihre Bestrebungen, die Arbeitsfähigkeit Verletzter durch alle Mittel medizinischen Wissens und Könnens baldigst wieder herzustellen, viel zur Erreichung der grossen Ziele bei. Die meisten von ihnen haben auch die grossen sozialen Aufgaben nicht nur von dem Gesichtspunkte der erwachsenden Kosten betrachtet, wenn auch dieser gewiss volle Berücksichtigung verdient. Entsprechend dem Ausspruch des früheren Präsidenten des Reichsversicherungsamts Bödiker: „Unfälle verhüten ist besser, als Unfälle entschädigen“, haben sie teilweise in hervorragender Weise durch Vorschriften und Belehrungen zu wirken gesucht.

Dass auch der medizinischen Wissenschaft durch die häufigere und längere Beobachtung verschiedener Erkrankungen, insbesondere der nach Unfällen entstehenden, der zur Invalidität führenden, in bezug auf Krankheitsätiologie und -Verlauf reiche Erfahrungen zufliessen müssten, sei nur kurz erwähnt. Auch die Krankenversicherung hat dem deutschen Volke grossen Nutzen gebracht. Den Trägern der Krankenversicherung kann man aber im allgemeinen nicht nachrühmen, dass ihnen die sozialen Aufgaben völlig zum Bewusstsein gekommen sind. Gegenüber den Ärzten, auf welchen die ausführende Tätigkeit der Krankenversicherung zum grossen Teile lastete, haben sie viele Jahre hindurch nur den Gesichtspunkt des Händlers gekannt, der ohne Rücksicht auf die grossen sozialen Aufgaben möglichst billige ärztliche Hilfe zu erkaufen suchte. Ich brauche auf die grossen Streitigkeiten nicht einzugehen. Ich bin auch weit davon entfernt, nur auf Seiten der Krankenversicherung Schuldige zu sehen. Auch unter den Ärzten fehlt es nicht an einzelnen Sündern.

Dass die möglichst billige ärztliche Hilfe weder dem Interesse der Kassenmitglieder noch demjenigen der Allgemeinheit entspricht, sei hier nur kurz begründet. Mit grosser Befriedigung können die deutschen Ärzte auf die grossen Erfolge der Seuchenbekämpfung und Verhütung blicken, mit gleicher Befriedigung auf die erfolgreiche Bekämpfung der Gewerbekrankheiten, von welcher weniger in die Öffentlichkeit gedrungen ist. Um ein Beispiel anzuführen, sei nur erwähnt, dass Quecksilbervergiftungen in gewerblichen Betrieben infolge Zusammenarbeiten der Ärzte, Teckniker und Behörden zu den Seltenheiten gehören, während Prof. Kussmaul im Jahre 1861 aus einem kurzen Zeitraume nahezu einhundert Beobachtungen zusammenstellen konnte. Auch viele andere technische Betriebe zeigen einen beachtenswerten Rückgang der Gewerbekrankheiten. Aber es fehlt auch heute in keiner Weise an wichtigen hygienischen Aufgaben auf diesen und anderen Gebieten.

Das deutsche Volk und seinen Nachwuchs auch bei den veränderten Erwerbs- und Lebensverhältnissen körperlich und geistig gesund und leistungsfähig zu erhalten, ist die Aufgabe der nächsten Zeit. In dieser Hinsicht fallen allen Ärzten wichtige hygienische Aufgaben zu, welche auch die Vorstände und Ärzte der Krankenkassen, wie Mugdan betont, nicht unberücksichtigt lassen können.

Nicht allein die Bekämpfung der ansteckenden Krankheiten kommt in Betracht, auch die Belehrung über gesundheitsgemässe Ernährung der Erwachsenen und der Kinder, über Frauen- und Säuglingsschutz, über die Gefahren und Schädigungen durch Alkohol und andere Gifte der Nahrungs- und Genussmittel, über Arbeit und Erholung. Die deutschen Ärzte sollen deshalb auf der Universität eine so weitgehende Ausbildung in den Naturwissenschaften und Hygiene erfahren, weil sie an erster Stelle die Fortschritte der Gesundheitspflege allen Klassen der Bevölkerung zugängig zu machen vermögen. Wenn aber der Kampf um die äussere Stellung und das tägliche Brot die Kräfte für die wirtschaftlichen Interessen in so hohem Masse in Anspruch nimmt, wie das heute der Fall ist, müssen idealere Aufgaben Not leiden. Der Schaden trifft aber nicht allein die Krankenkassenpatienten, er trifft auch die Allgemeinheit.

Es ist hohe Zeit, dass diese Missstände in den Beziehungen zwischen Krankenkassen und Ärzten ihr Ende erreichen.

Die Reichsversicherungsordnung wird vermutlich nicht sofort einen friedlichen Ausgleich bringen. Die Ausdehnung der Krankenversicherung auf weitere Kreise mit höheren Einnahmen wird die Ärzte in vielen Fällen veranlassen, die seitherigen Verträge als eo ipso aufgelöst zu betrachten. Dieselben sind unter anderen gesetzlichen Voraussetzungen geschlossen und können demgemäss nach dem rechtlichen Gesichtspunkt von Treu und Glauben keine Gültigkeit mehr beanspruchen. Vermutlich wird der Leipziger Verband den Ärzten Normalverträge vorlegen, welche sowohl den ärztlichen Anforderungen für ihre Tätigkeit entsprechen, als auch den Kassen gerecht werden. Ob sich das System der freien Arztwahl unter allen Umständen durchführen lässt, ist mir zweifelhaft. Aber wenn die Kassenvorstände in gemeinschaftlicher Beratung mit den Ärzten des Bezirks ihre wichtigen gegenseitigen und allgemeinen Interessen besprechen, wird der Weg zu einem friedlichen Zusammenarbeiten sich auf die Dauer gewiss finden.

Ist das erreicht, dann werden auch die gemeinsamen Aufgaben der Krankenkassen und der Ärzte in Bezug auf die Gesundheitspflege der Versicherten zu ihrem Rechte kommen. Das

Halten von Vorträgen, die Verteilung belehrender Flugblätter und Drucksachen, ev. die Einrichtung hygienischer Beratungsstellen werden erwägenswert sein, um eine verständige Gesundheitspflege auch der Kassenmitglieder und damit von mehr als einem Drittel des deutschen Volkes zu erzielen. Die Reichsversicherungsordnung hat diesen Aufgaben dadurch Rechnung getragen, dass sie die Verwendung von Kassenmitteln auch für allgemeine Zwecke der Krankheitsverhütung gestattet. In diesen Punkten berühren sich auch die Interessen und Aufgaben der Invalidenversicherung mit denjenigen der Krankenkassen. Den Versicherungsämtern dürfte in Zukunft eine wichtige Rolle bei der Ausführung der gemeinsamen Aufgaben zufallen.

Literatur.

Ein Teil der Literatur ist schon in meinen Vorlesungen über soziale Medizin erwähnt. Ausserdem vergleiche:

Carl Wiebel, Tarifvertrag des Leipziger Verbandes. Ärztl. Mitteil. 1911, Nr. 37, 39, 40, 41.

Puppe, Die Bestrebungen der deutschen Ärzte. Wiesbaden 1911.

Müller, Untersuchungen zur freien Arztwahl. Berlin 1912. Allg. med. Verlagsanstalt.

Mugdan, Einführung in die Reichsversicherungsordnung. Berlin 1912. Allg. med. Verlagsanstalt.

Jahresberichte der Krankenkassen-Kommission der Ärzte Düsseldorfs.

Seelmann, Die ärztliche Begutachtung. Leipzig 1911.

Thiem, Unfallerkrankungen, II. Auflage. Stuttgart 1909.

Lewin, Obergutachten. Leipzig 1912.

Placzek, Mediz. Klinik 1911.

Mendel, Rentensucht. Ärztl. Sachverständ.-Ztg. 1908.

Windscheid, Monatsschr. f. Unf. u. I. W. 1909, Nr. 42.

Knepper, Ärztl. Sachverständ.-Ztg. 1911, Nr. 17 u. D. Med. Woch. 1911 Nr. 42.

Franck, Med. Klinik 1910, Beiheft 10.

Jellinek, Elektropathologie, Berlin u. Wien 1909.

Leitfaden betreffend das Invalidenversicherungsgesetz, herausgeg. vom Vorstand der Landesversicherungsanstalt der Rheinprovinz. Düsseldorf 1908.

Amtliche Mitteilungen der Landesversicherungsanstalt Rheinprovinz 1908, 1909, 1910, 1911.

Düttmann, Appelius u. a., Kommentar zur Reichsversicherungsordnung. Altenburg, Stephan Geibel. 1912.

Lehmann, Archiv für Hygiene, Bd. 75, Heft 1 u. 2.

Monatsblätter f. Arbeiterversicherung, 1908—1912. Herausgeg. von Mitgliedern des Reichsversicherungsamts.

Loening, Tuberkulose u. Fürsorge. Centralbl. f. allg. Gesundheitspflege, 1910, 29. Jahrgang.

Das Reichsversicherungsamt und die deutsche Arbeiterversicherung. Berlin 1910.

Mugdan, Verein f. öff. Gesundheitspflege. Bremen 1907.
Bielefeldt, Sozial. Med. u. Hyg., Bd II, Nr. 7.
Grotjahn, Ges. f. soz. Med. Berlin, 11. April 1907.
Kussmunt, Untersuchungen über Mercurialismus. Würzburg 1861.
Graf, Das ärztliche Vereinswesen in Deutschland. Leipzig 1890.
Statistik der Heilbehandlung, 1905—1910, Amtl. Nahr. d. R.V.A.

Register.

U.

V.

W.

Z.

Carl Georgi, Universitäts-Buchdruckerei in Bonn.

FSC
www.fsc.org
MIX
Papier | Fördert gute Waldnutzung
FSC® C083411

Zeitfracht Medien GmbH
Ferdinand-Jühlke-Straße 7
99095 Erfurt, Deutschland
produktsicherheit@kolibri360.de